CONTRIBUTION A L'ÉTUDE

DES

TUMEURS DE LA PAROTIDE

PAR

Le Dr Henri PLANTEAU,

Ancien interne des hôpitaux de Paris,
Médailles de bronze de l'Assistance publique (externat 1871, internat 1875),
Membre de la Société anatomique.

Avec une planche en lithographie.

PARIS

A. PARENT, IMPRIMEUR DE LA FACULTÉ DE MÉDECINE

31, RUE MONSIEUR-LE-PRINCE, 31

1876

CONTRIBUTION A L'ÉTUDE

DES

TUMEURS DE LA PAROTIDE

PAR

Le Dr Henri PLANTEAU,

Ancien interne des hôpitaux de Paris,
Médailles de bronze de l'Assistance publique (externat 1871, internat 1875),
Membre de la Société anatomique.

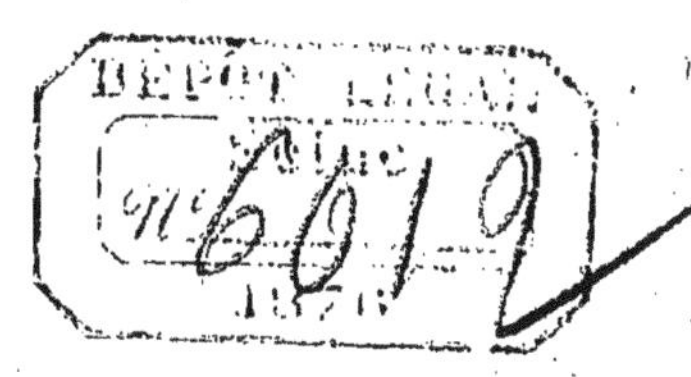

Avec une planche en lithographie.

PARIS

A. PARENT, IMPRIMEUR DE LA FACULTÉ DE MÉDECINE

31, RUE MONSIEUR-LE-PRINCE, 31

—

1876

CONTRIBUTION A L'ÉTUDE

DES

TUMEURS DE LA PAROTIDE

INTRODUCTION.

En étudiant la plupart des tumeurs de la parotide, on remarque qu'en général elles ne sont pas constituées par un tissu unique, répandu d'une manière homogène dans leur masse. — C'est ainsi qu'à côté du cartilage, du tissu fibreux plus ou moins modifié, du tissu muqueux, nous pourrons trouver d'autres tissus de nature bien différente.

Cette structure complexe se rencontre à un haut degré sur certaines tumeurs de la parotide qui, par leurs caractères anatomiques, se rapprochent beaucoup des tumeurs malignes, mais en diffèrent par leur marche, par leurs symptômes.

Ces tumeurs, en raison de leur structure complexe, se trouvent décrites dans les auteurs sous des noms bien différents.

C'est ainsi qu'on les a successivement désignées sous les noms d'hypertrophies, de sarcomes mixtes, d'adéno-chondromes, d'adéno-sarcomes.

Ces tumeurs, comme nous le verrons plus loin, présentent dans leur évolution, deux périodes bien distinctes.

Dans une première période, c'est-à-dire pendant les premières années qui suivent leur début, elles sont en grande partie constituées par du cartilage ou du fibro-cartilage, avec lesquels on rencontre souvent le tissu muqueux, tissu qui constitue les tumeurs désignées par Virchow sous [le nom de myxomes.

Dans une seconde période, avec ces tissus d'origine conjonctive, on rencontre des néoformations d'une tout autre nature, qui ont pour point de départ les culs-de-sac glandulaires, .

Mais avant d'étudier les modifications pathologiques que peut présenter la glande parotide, il nous faut rappeler en quelques mots sa structure normale. Non point, que nous ayons l'intention de faire l'histologie complète de cette glande. Depuis les travaux de Pfüger, de Heidenhain, de Boll, de Ranvier, il ne reste guère plus rien à ajouter.

Mais pour pouvoir nous rendre compte de la nature et de l'origine des différents tissus qui entrent dans la composition des tumeurs complexes, il nous faut connaître la structure et la disposition des culs-de-sac, des acini et des lobules entr'eux. Enfin, nous aurons à voir comment se comporte le tissu fibreux interstitiel avec les éléments glandulaires.

Ce n'est pas seulement chez l'adulte que nous avons cru devoir étudier la glande parotide.

Il était intéressant de comparer les phénomènes qui surviennent dans la glande, pendant son développement, avec ceux qu'elle peut présenter dans certains cas pathologiques.

Aussi, après avoir décrit la glande à l'état adulte, décrirai-je comment les culs-de-sac, les acini, les canalicules glandulaires ainsi que leur revêtement épithélial arrivent à un développement complet. (1)

(1) Ce travail a été fait en grande partie au laboratoire d'histologie du Collége de France. Je dois à l'obligeance de MM. Ranvier et Ma-

CHAPITRE PREMIER.

ANATOMIE.

Pour bien étudier sur des coupes la structure de la glande parotide, il faut pouvoir se procurer des glandes absolument fraîches ; car la décomposition cadavérique amène très-rapidement des modifications du côté de l'épithélium qui revêt les culs-de-sac glandulaires. Aussi, avons-nous fait des préparations sur des parotides de chien recueillies sur l'animal au moment où il venait d'être sacrifié. Comparant ensuite ces préparations avec celles que nous avons faites sur la parotide de l'homme, il nous a été facile de nous rendre compte de la structure de la glande que nous étudions.

Je décrirai d'abord le cul-de-sac glandulaire lui-même.

Puis nous verrons comment les culs-de-sac se groupent entr'eux pour former les acini ou grains glandulaires, comment ces derniers forment les lobules ; enfin, chose qui nous paraît importante au point de vue du dévelpppement de certaines tumeurs, j'étudierai comment les éléments qui composent la glande, se comportent avec le tissu conjonctif qui leur sert de charpente.

Le cul-de-sac, ou utricule glandulaire chez l'adulte, se compose : 1° d'une membrane d'enveloppe, ou membrane limitante : 2° d'un revêtement épithélial.

Cette membrane limitante, que beaucoup d'auteurs ont décrite jusqu'ici comme absolument amorphe, ne présente pas cependant une structure aussi simple. (1)

lassez, d'avoir pu examiner un certain nombre de préparations qui font partie de la collection du laboratoire.

Je dois aussi remercier M. Mouod qui a mis à ma disposition les préparations qui font partie de la collection du laboratoire de l'hôpital des Cliniques.

(1) H. Frey. Trait. d'hist , p. 437. (Note de Ranvier.)

Si on étudie cette membrane à un faible grossissement, elle paraît amorphe avec un double contour et de coloration à peu près uniforme.

Mais, sur des coupes colorées au picrocarminate d'ammoniaque, à un grossissement de 550 à 600 diamètres, surtout si l'on a soin de faire varier légèrement le point tout en observant, on distingue dans l'intérieur de cette membrane, des noyaux aplatis dont la coupe donne une image fusiforme. Ces noyaux sont les noyaux du tissu conjonctif qui, comme nous le verrons plus loin, a concouru à la formation de cette membrane d'enveloppe.

Mais il faut bien se garder de confondre ces noyaux avec le noyau des cellules épithéliales ; celui-ci est excentrique par rapport à la cellule, et de plus il est en contact avec la face de cette cellule qui est appliquée sur la membrane limitante.

Epithélium. — Les cellules qui tapissent le cul-de-sac, sont des cellules polyédriques, pyramidales, dont le sommet arrondi est tourné vers le centre du cul-de-sac, dont la base vient s'appliquer sur la membrane limitante.

Les cellules, dans le cul-de-sac, sont disposées sur une seule couche ; leur sommet limite une cavité centrale qui, sur la coupe, se présente sous la forme généralement arrondie ou ovalaire, suivant la forme du cul-de-sac lui-même.

Ces cellules présentent un noyau et un contenu : le noyau est en quelque sorte repoussé à la périphérie, vers la membrane limitante dont il est très-voisin, comme nous l'avons déjà vu. Ces noyaux, qui se colorent très-bien par le carmin, forment par leur réunion une zone parfaitement concentrique à la membrane limitante. Quelques-uns de ces noyaux présentent un nucléole. Sur leur coloration rouge tranche vivement le contenu transparent de la cellule. Ce protoplasma transparent, est ici en général finement granuleux, homogène.

Sur une coupe d'une parotide adulte, les culs-de-sac sem-

blent se toucher tous, et ne laissent entr'eux que d'étroits
intervalles remplis par de minces tractus de tissu conjonctif
présentant quelques rares noyaux.

Ces culs-de-sac ainsi réunis en plus ou moins grand nombre, forment des groupes; ceux-ci, le plus souvent, se présentent sur la coupe sous forme de polygones irréguliers à
angles arrondis et séparés entr'eux par des espaces beaucoup
plus larges que ceux qui séparent les culs-de-sac eux-mêmes.
Dans ces intervalles, cheminent des vaisseaux et des nerfs.

Enfin ces petits groupes ou acini forment en se réunissant
des lobules parfaitements distincts les uns des autres, séparés
eux aussi par du tissu conjonctif, tissu conjonctif très-lâche,
car sur la coupe on voit ces petits lobules se séparer très-faci-
lement les uns des autres.

Les canalicules glandulaires, auxquels sont en quelque
sorte suspendus les acini, présentent comme le cul-de-sac,
une membrane limitante et un épithélium. Mais cet épithélium n'a plus les mêmes caractères que l'épithélium du cul-de-
sac. Tandis que celui-ci est polyédrique, celui du conduit est
composé de cellules cylindriques, implantées perpendiculai-
rament à la paroi. Elles présentent des stries fines, longitu-
dinales; sur leur face libre se montre un épaississement
comparable au plateau des cellules à cils vibratiles. (1)

Les artères de la parotide sont fournies par des branches
de la carotide externe, de l'auriculaire postérieure, des auri-
culaires antérieures, de la temporale superficielle, et de la
transversale de la face. (Sappey, Traité d'anatomie).

Dans l'intérieur de la glande, ces vaisseaux cheminent avec
les nerfs, à travers les espaces conjonctifs interlobulaires, et
vont former, autour de chaque cul-de-sac. un réseau qui s'appuie sur la membrane limitante.

Les veines vont se jeter dans la jugulaire externe. Les
nerfs proviennent de l'auriculo-temporal, branche de la

---

(1) Ranvier, *loc. cit.*

cinquième paire. Pour ce qui est de leur terminaison, les auteurs ne sont pas d'accord à ce sujet.

Schlüter et Giannuzi ont décrit aux éléments épithéliaux
des prolongements qui, d'une longueur à peu près égale au
diamètre de la cellule, partent de sa base et pénètrent dans la
membrane limitante. Ce prolongement se colore fortement
par le carmin. D'après Pflüger, ce prolongement proviendrait
du noyau, traverserait la cellule, et irait, dans la membrane
propre du cul-de-sac, se mettre en connexion avec une fibre
nerveuse très-ténue. Pour Kölliker, ce prolongement proviendrait de la cellule tout entière, mais sa connexion avec
les nerfs serait plus que douteuse. D'ailleurs certains auteurs nient l'existence de ce prolongement (1). Au-dessus de
la membrane propre, s'observerait un système de cellules
ganglionnaires dont les prolongements pénétreraient dans le
centre du cul-de-sac et se perdraient dans le protoplasma
des cellules.

D'après Kraüse, les nerfs, dans les glandes en grappes, se
termineraient par des capsules terminales de forme elliptique,
analogues aux corpuscules terminaux des nerfs sensitifs de
la peau (2).

Quant aux lymphatiques, niés par la plupart des auteurs,
ils furent décrits pour la première fois par Giannuzi en 1866.
D'après cet auteur, ils se présenteraient, sur des coupes de la
glande, sous forme de fentes dans le tissu conjonctif interposé
aux culs-de-sacs glandulaires.

Pour Ranvier, ces fentes ou espaces lymphatiques sont li-
mitées par des faisceaux de tissu conjonctif recouverts de
cellules plates. De là, entourant les veines et les artères les canaux iraient plus loin se déverser dans de véritables vaisseaux
lymphatiques.

Ces espaces lymphatiques sont très-difficiles à voir sur la

(1) Farabeuf. De l'épiderme et des épithéliums. Th. agrég., 1872.
(2) Frey. Trait. d'hist. Trad. par Spillmann, 1871, p. 394.

glande complètement développée en raison même de la condensation du stroma conjonctif. Sur quelques tumeurs de la parotide où le tissu fibreux avait acquis un développement anormal, nous avons pu constater quelques-uns de ces espaces.

Ces canalicules lymphatiques ne sont pas en connexion directe avec le cul-de-sac glandulaire; ils en sont toujours séparés par une couche plus ou moins épaisse de tissu conjonctif.

Développement. — Les glandes salivaires se développent aux dépens du feuillet muqueux du blastoderme; elles apparaissent dans la deuxième moitié du second mois de la vie intra-utérine.

Au début, c'est un amas de cellules embryonnaires duquel partiront bientôt des prolongements sous forme de bourgeons; ceux-ci pénètrent le tissu qui tient encore la place qu'occupera plus tard la glande parotide.

Je n'ai pu me procurer des embryons ou des fœtus assez jeunes pour suivre le développement dès le début. Mais avec des préparations que nous avons pu faire sur des parotides de fœtus humains de 4 mois 1/2, sur des fœtus de mouton et de veau, il nous a été facile de suivre ce développement. Nous avons, en outre, étudié la glande sur le fœtus à terme.

Sur des coupes faites dans la parotide d'un fœtus de 4 mois 1/2, et colorées par le carmin, on voit, à un faible grossissement, au milieu d'un tissu conjonctif très-abondant, se dessiner en rouge plus foncé comme des arborescences, de véritables grappes du dessin le plus élégant. On voit déjà que les rameaux et les ramuscules de ces grappes représentent ce qui sera plus tard les canaux ou les canalicules glandulaires, et que les parties arrondies qui les surmontent sont l'ébauche des acini et des cul-de-sac.

A un grossissement de 200 ou 250 diamètres, nous pourrons voir quels sont les éléments qui constituent ces grappes en voie de développement, étudier le stroma conjonctif, et voir quels sont ses rapports avec ces éléments glandulaires qui, par leur développement, semblent le pénétrer et l'envahir.

Ces traînées cellulaires, que nous n'appellerons pas encore canaux ou canalicules, en ont cependant la forme. Elles sont constituées par des cellules arrondies en un mot par des cellules embryonnaires (cellules embryoplastiques de M. Robin).

Les groupes cellulaires arrondis qui terminent les canalicules sont aussi constitués par un amas très-serré de cellules embryonnaires. Les plus petits canaux et les lobules qui les terminent sont absolument pleins ; il est impossible d'y distinguer la moindre cavité. Mais déjà sur les canaux plus gros, on voit, suivant leur milieu, se former une traînée plus claire ; ce qui nous indique que là les cellules se raréfient, sont repoussées vers la périphérie, et que le bourgeon épithélial, plein au début, commence à se transformer en tube.

Il n'y a pas encore de membrane limitante, ni autour des canaux, ni autour des amas cellulaires qui formeront plus tard les acini et les culs-de-sac.

Mais s'il n'y a pas encore de membrane d'enveloppe, nous allons voir comment le tissu conjonctif entoure ces amas, ces bourgeons cellulaires ; comment, à ses dépens, se formera plus tard la membrane limitante des culs-de-sac, la paroi propre des canaux et des canalicules.

Le tissu conjonctif, si rare dans la glande adulte, est très-abondant sur la glande en voie de développement. Il est, quant à sa masse relativement aux éléments glandulaires, en raison inverse du développement de la glande. Au nombre considérable de noyaux qu'on y rencontre, il est facile de voir que ce tissu conjonctif est lui-même en voie de prolifération très-active.

Autour de chaque lobe, de chaque lobule, de chaque acinus, il forme de larges tractus, de larges rivières (si je puis m'exprimer ainsi) qui les séparent les uns des autres. Les amas cellulaires qui seront plus tard les culs-de-sac sont aussi entourés de ce tissu conjonctif et séparés les uns des autres par de larges espaces.

Autour du lobule, les fibres, les noyaux du tissu conjonctif, forment des zones concentriques au lobule lui-même; le même phénomène s'observe autour de l'acinus, autour du cul-de-sac.

Le long de ces bourgeons cellulaires qui seront plus tard les canalicules, les fibres, les noyaux du tissu conjonctif se rangent parallèlement à leurs bords.

Il est facile de s'expliquer pourquoi les éléments du tissu conjonctif prennent cette disposition concentrique.

Les éléments glandulaires pénètrent par bourgeonnement dans le tissu conjonctif. Puis les acini, les culs-de sac grossissant par accumulation de cellules dans leur intérieur refoulent également de tous côtés les faisceaux conjonctifs. Il est tout naturel que ces faisceaux d'abord parallèles entre eux prennent une disposition curviligne. Plus tard, les zones conjonctives les plus voisines du cul-de-sac se condenseront, et ainsi se trouvera formée la membrane limitante.

Cette membrane, comme nous l'avons déjà vu, ne sera point amorphe, mais présentera des noyaux aplatis; ceux-ci proviennent du tissu conjonctif qui a concouru à sa formation.

Dans les préparations que nous avons faites sur la parotide du fœtus du mouton, nous avons retrouvé exactement les mêmes dispositions, les mêmes caractères, soit pour les éléments glandulaires, soit pour le tissu conjonctif.

Chez un veau (fœtus), dont nous n'avons pu connaître l'âge 'la tête avait un peu plus que le volume du poing, les poils étaient assez développés), nons avons trouvé les culs-de-sac déjà très-développés, et les cellules qui les tapissent présentant à peu près les mêmes caractères que sur la glande adulte.

Ces culs-de-sac ont de 40 à 50 m. m. de diamètre ; ils présentent une lumière à leur centre, lumière irrégulièrement arrondie ou ovalaire, limitée par l'extrémité interne de cellules qui lui forment un contour festonné. Comme sur la glande adulte, les cellules ont une forme pyramidale, leur contenu est transparent, légèrement granuleux. On y voit un beau noyau fortement coloré en rouge, avec un nucléole et quelques granulations.

Ce noyau, quoique tendant à se rapprocher de la paroi du cul-de-sac, n'est pas cependant encore aussi excentrique qu'il le sera plus tard.

Déjà le tissu conjonctif interstitiel commence à se condenser autour des culs-de-sac pour former la membrane limitante.

Ce qui prouve cependant que la glande n'a pas encore atteint son développement complet, c'est que le tissu interstitiel forme encore autour de chaque cul-de-sac une zone assez large dont les éléments affectent une disposition concentrique.

Quant aux canaux glandulaires, ils sont déjà perméables, mais l'épithélium qui tapisse leurs parois n'a pas encore la forme cylindrique ; ce sont des cellules ovalaires qui, au lieu de former une couche unique comme sur les canaux de la glande adulte, forment encore, suivant les points, deux ou trois couches superposées.

Chez le fœtus humain à terme, la glande présente à peu près les mêmes caractères histologiques que chez l'adulte. La lumière du cul-de-sac est déjà très-apparente ; les cellules sont rangées contre la paroi, leurs noyaux tendent à devenir excentriques ; cependant la partie centrale de la cellule, la partie transparente est relativement moins grande que chez l'adulte.

En résumé, nous voyons que de l'amas cellulaire qui se forme aux dépens du feuillet muqueux du blastoderme, partent des bourgeons épithéliaux. Ces bourgeons se divisent et se subdivisent ; à leurs extrémités se forment des renflements qui seront plus tard les acini et les culs-de-sac.

Puis, dans les canaux d'abord, dans les renflements ensuite, les cellules sont refoulées vers la périphérie, et ainsi se forment les cavités des culs-de-sac et des canalicules.

Le tissu conjonctif se condense pour former la membrane limitante.

Enfin, les cellules deviennent pyramidales dans les culs-de-sac, cylindriques dans les canalicules et les canaux.

La glande a alors acquis son développement complet.

CHAPITRE II.

La plupart des tumeurs de la parotide contiennent le plus souvent du cartilage formant au milieu des tissus qui les composent, des noyaux plus ou moins volumineux. Cependant, je n'entrerai point ici dans de longs détails sur la structure de l'enchondrome de la parotide.

Les diverses variétés qu'il présente (cartilage hyalin, fibro-cartilage, cartilage fœtal, cartilage à cellules ramifiées) sont trop bien décrites soit dans les traités classiques, soit dans les nombreuses observations qui ont été publiées sur les tumeurs cartilagineuses de la parotide pour que j'aie rien à y ajouter.

Je ne m'occuperai que très-superficiellement aussi de l'origine du chondrome parotidien. Si pendant longtemps on a cru que les ganglions lymphatiques en étaient le point de départ, je crois qu'il est suffisamment démontré aujourd'hui que c'est dans la glande et dans son tissu fibreux interstitiel que le chondrome se développe (1).

(1) Cornil. Bull. Soc. anat., 1862, p. 511.

M. Dolbeau (1) tout en admettant que certains enchondromes superficiels peuvent se développer dans les ganglions de la région parotidienne, reconnaît que le plus souvent ils ont pour point de départ le tissu fibreux de la glande. Pour Virchow, pour Cornil et Ranvier, c'est à une multiplication des éléments cellulaires du tissu conjonctif qu'est due la formation des éléments cartilagineux.

Mais un point important à signaler, c'est qu'il est très-rare de rencontrer l'enchondrome pur dans la glande parotide. Un des tissus avec lequel il se trouve le plus souvent combiné, c'est le tissu muqueux (2). Dans certaines tumeurs, le myxome peut prédominer, on ne trouve qu'un petit noyau fibreux ou cartilagineux.

Sur une pièce que nous devons à l'obligeance de M. Eug. Monod, interne des hôpitaux (obs. 6) le myxome était presque pur, dans quelques points seulement le tissu fibreux prédominait, la tumeur ne présentait point de cartilage.

Nous venons de voir que l'enchondrome et le myxome peuvent, dans les tumeurs de la parotide, se rencontrer en proportions diverses. Mais avec l'enchondrome et le myxome, on rencontre souvent un tissu de consistance molle ou demi-molle, de couleur grisâtre, opaque. Au microscope ce tissu paraît constitué le plus souvent par du tissu fibreux et des amas cellulaires qui, suivant les points, ressemblent plus ou moins à des culs-de-sac glandulaires.

Mais il est des tumeurs où la partie qui est annexée au cartilage a acquis un développement considérable ; elle forme à elle seule les 3/4, et même les 5/6 du volume total ; et quelquefois, dans une tumeur grosse comme le poing ou la tête d'un fœtus à terme, c'est à peine si l'on trouve un ou deux noyaux cartilagineux ou fibro-cartilagineux, ayant le volume d'une noisette ou d'une petite noix.

(1) Dolbeau. Des tumeurs cartilagineuses de la parotide, *Gaz. hebd.*, 1858.

(2) Virchow. Path. des tumeurs, t. I, p. 516.

La nature complexe de certaines tumeurs de la parotide n'avait point échappé aux chirurgiens et aux histologiste qui, depuis longtemps déjà, se sont occupés de cette question.

James Paget (Traité des tumeurs, 1853, p. 201) dit à propos des tumeurs de la parotide : « Quelques-unes de ces tumeurs sont formées de cartilage pur….. Mais la plupart sont formées de cartilage et de fibro-cartilage diversement mélangés avec d'autres tissus, et surtout avec un tissu qui paraît être du tissu glandulaire imparfaitement développé ou altéré dans sa structure. » Et plus loin, le même auteur ajoute :« L'aspect ordinaire de ces tumeurs dépend beaucoup de la proportion dans laquelle sont mélangés le cartilage et les autres tissus constituants. »

M. Dolbeau, dans le premier chapitre de son mémoire (1), fait remarquer que si certaines tumeurs de la région parotidienne sont presque en totalité formées par du cartilage « assez souvent la proportion en est très-petite ; d'autres fois, il faut avoir recours au microscope, pour retrouver dans la masse quelques portions à structure cartilagineuse. »

Bilroth (2) a fait remarquer qu'on pouvait rencontrer des tumeurs de la parotide présentant à la fois dans leur composition l'enchondrome, le fibrome, l'adénome, le sarcome et le cancroïde.

Friedberg (3) et Virchow ont observé des enchondromes compliqués de cancroïde.

Bauchet, dans son mémoire sur les hypertrophies de la parotide, a bien remarqué la nature complexe de ces tumeurs, ainsi que l'indique la classification qu'il en a faite.

On trouve, en outre, dans cette monographie de Bauchet, un certain nombre d'observations dans lesquelles l'examen histologique des tumeurs hypertrophiques est des plus complets Ces descriptions micrographiques sont dues soit à M. Robin,

(1) *Loc. cit.*

(2) Bilroth. *Arch. für patholog. Anatom.* von Virchow, 1859.

(3) Chirurg. Klinik. Iéna, 1855.

soit à M. Broca ou à M. Verneuil. Elles m'ont été souvent d'une grande utilité dans la rédaction de cette thèse.

Comme je l'ai dit plus haut, ce sont ces tumeurs constituées par un grand nombre de tissus différents que j'ai l'intention d'étudier. Pour faciliter la description, nous les désignerons sous le nom de tumeurs mixtes ou complexes.

CHAPITRE III.

TUMEURS MIXTES OU COMPLEXES DE LA PAROTIDE.

Anatomie pathologique.

Description macroscopique. — Dans les tumeurs souvent si volumineuses que nous allons décrire, le cartilage ou le tissu muqueux se trouvent, comme nous l'avons déjà dit, en proportions très-variables. Sur la coupe, à l'examen à l'œil nu, il est facile de les reconnaître : le chondrome à sa dureté, à son aspect poli, à sa couleur gris bleuâtre, à sa demi-transparence le myxome à sa consistance molle, à sa couleur jaunâtre, transparente, au liquide filant qu'en enlève le raclage.

Le cartilage, dans ces tumeurs, se présente sous forme de noyaux arrondis ou ovoïdes, de volume variable ; les îlots cartilagineux, quand ils sont petits, de la grosseur d'une noisette paraissent bien distincts du tissu qui les environne et qu concourt avec eux à la formation de la tumeur ; ils sont, pour ainsi dire, enchâssés dans ce tissu qui leur forme comme une loge. Mais quand ils sont plus gros, qu'ils présentent le volume d'une grosse noix ou d'un œuf, la ligne de démarcation entre eux et le tissu ambiant n'est plus aussi bien marquée Ce n'est que sur la moitié, les 2/3 de leur circonférence qu'ils semblent bien distincts du tissu voisin ; ailleurs, ils semblent se continuer avec lui, ne s'en distinguant que par une consistance plus grande.

En outre, en examinant la plupart de ces masses cartilagineu-ses, on voit que leur coupe n'est pas homogène ; on y remarque comme un réseau, comme des marbrures grisâtres que leur aspect mat fait distinguer du cartilage lui-même. Comme nous avons pu l'observer sur la tumeur qui nous a été donnée par M. Dolbeau (obs. I), l'examen histologique montre que cette masse, qu'à un examen superficiel on pourrait croire constituée seulement par du cartilage, contient en outre un tissu bien différent.

Quand la tumeur contient des parties myxomateuses, la ligne de démarcation entre les divers tissus est bien moins nette. Ainsi, la tumeur qui fut enlevée au mois de novembre 1874 par M. Broca, et dont M. Monod a fait la description, se composait de trois portions bien distinctes, plutôt par leur aspect que par une ligne de démarcation véritable. Quant aux parties qui constituent presque toujours la plus grande masse de ces énormes tumeurs, elles se présentent sous l'aspect d'un tissu mou et grisâtre. Dans certains points, ce tissu rappelle, par sa disposition, les lobules d'une glande normale. Dans d'autres, il paraît comme criblé de petits orifices, il semble être spongieux ; quelquefois il est parsemé de petits points gros comme la tête d'une épingle, remplis d'une matière transparente d'aspect et de consistance gélatineuse. Ce tissu paraît légèrement humide à la coupe, mais la pression n'en fait sortir aucun suc.

Comme on le verra en lisant l'observation I et l'observation II ce tissu peut subir des modifications très-profondes dans sa texture ; tantôt, ce sont des cavités, de véritables kystes plus ou moins volumineux qui se forment dans son intérieur ; tantôt, comme l'a observé M. Monod, une portion plus ou moins grande se réduit en une « véritable bouillie grisâtre, d'aspect encéphaloïde ramolli. » (obs. II).

Description microscopique. — Nous ne reviendrons pas sur ses caractères histologiques du chondrome ou du myxome.

Mais il nous reste à décrire dans tous leurs détails histologiques les tissus de nouvelle formation qui forment en grande
partie ces tumeurs que je décris sous le nom de tumeurs
mixtes ou complexes. Nous nous bornerons tout d'abord à
donner de ces tissus une description pure et simple ; dans un
chapitre spécial, nous essaierons d'en déterminer la nature
et de montrer comment ils se développent. Enfin, nous verrons si de ces considérations purement anatomiques, il est
possible de tirer quelques considérations cliniques ou prati-
ques.

Pour toutes les tumeurs complexes qu'il nous a été donné
d'examiner, nous avons étudié séparément les portions qui
déjà, à l'œil nu, nous paraissaient différer les unes des autres.
Nous avons toujours trouvé des parties se rapportant soit à
l'enchondrome soit au myxome. Quant au reste de la tumeur,
il présente sous le microscope des aspects très-variés, se
rapprochant, en apparence du moins, d'autres types de tumeurs bien différentes et du myxome et de l'enchondrome.

Dans la plupart des coupes que nous avons pratiquées sur
ces portions molles des tumeurs, et sur quelques préparations
des tumeurs de la parotide que M. Ranvier a bien voulu mettre à notre disposition (1), nous avons été frappé de la présence d'amas cellulaires contenus, la plupart du temps, dans
un stroma fibreux ; ailleurs, dans une substance fondamentale
amorphe ou à peu près.

Ces amas cellulaires, comme on le verra dans nos observations, présentent un arrangement et des formes très-variables, suivant les tumeurs, suivant même des points différents
dans une même tumeur. Quoi qu'il en soit, disons-le tout
d'abord, avec un grossissement de 250 à 300 diamètres, il est
facile de constater que, leur forme mise à part, ils sont constitués par les mêmes éléments.

(1) Ces préparations font partie de la collection du laboratoire d'histologie du Collège de France.

Vus à un faible grossissement (15 à 20 diamètres), sur des coupes colorées au picrocarminate d'ammoniaque, ces amas apparaissent fortement colorés en rouge ; on voit déjà qu'ils sont constitués par un grand nombre d'éléments agglomérés.

Dans certaines parties ces amas sont isolés au milieu de la substance fondamentale, dans d'autres ils sont réunis par groupes séparés par des tractus fibreux plus ou moins larges ; leurs bords sont très-nettement délimités ; quand ils sont isolés, ces îlots rappellent par leur forme un cul-de-sac glàndulaire ; un petit lobule quand ils forment des groupes.

Mais ces amas cellulaires ne présentent pas partout la même disposition ni la même forme. Sur la tumeur provenant du service de M. Dolbeau (obs. 1) nous en avons trouvé qui offraient les apparences les plus variées ; les uns ressemblaient à des doigts de gant, des bissacs, des massues, des cylindres ; c'est cette dernière disposition que M. Robin a trouvée sur une tumeur de M. Gosselin qui fut présentée à la Société de chirurgie en 1855 (obs. 7 du mémoire Bauchet) : « Ces cylindres dans cette tumeur sont ramifiés en doigts de gant. Les ramifications et terminaisons en cul-de-sac sont courtes et conservent une certaine analogie de forme avec les culs-de-sac des glandes salivaires. Toutefois on en trouve un plus grand nombre qui se terminent en cônes un peu maigres. »

En d'autres points, d'un amas arrondi partent des prolongements qui se terminent en pointé ou par une partie renflée.

Si nous prenons maintenant un grossissement plus fort, nous constaterons tout d'abord une particularité qui me paraît des plus importantes ; c'est que, quelle que soit la nature de la substance fondamentale, les amas cellulaires ne présentent plus trace de membrane limitante ; ils sont absolument en contact avec le tissu ambiant.

Nous venons de voir que la plupart de ces amas, quelle que

soit leur forme, présentent des limites, des bords parfaitement nets. C'est, en général, la disposition qu'ils affectent,
quand ils sont contenus dans un stroma fibreux. Mais sur
plusieurs des tumeurs que nous avons examinées ils peuvent
se présenter sous forme d'amas irréguliers, à bords mal
limités ; les éléments qui les composent, très-serrés au centre
du groupe, deviennent plus rares sur les bords ; on voit la
substance fondamentale venir s'interposer entre ces éléments,
les dissocier en quelque sorte. Dans le voisinage des bords
du groupe cellulaire, la substance fondamentale contient un
grand nombre de ces éléments qui, nous le verrons plus tard,
peuvent subir des modifications dans leur forme. Cette dernière disposition se rencontre surtout quand l'amas cellulaire
se trouve entouré de la substance fondamentale amorphe du
myxome ou de l'enchondrome. Et si l'on ne trouvait pas dans
le voisinage, des amas parfaitement limités qui nous éclai-
rent sur la nature et la provenance des amas irréguliers,
on pourrait croire qu'en ces points il s'agit d'un véritable
sarcome.

Les éléments qui composent ces amas sont, d'après
M. Robin, constitués : « tantôt par de l'épithélium nucléaire
seulement, tantôt par de l'épithélium pavimenteux ; d'autres
fois enfin, en partie par l'une ou par l'autre de ces variétés »
(obs. 7, Mémoire de Bauchet, *loc. cit.*). Sur nos préparations
nous avons pu constater, soit par le raclage, soit dans les
parties très-minces de nos coupes, que ces éléments étaien
des cellules ; elles sont, en général, de forme arrondie, légèrement ovalaire, de 20 à 25 µ de diamètre, avec un noyau
présentant un nucléole et des granulations ; le protoplasma
est légèrement granuleux

Dans les points où elles sont accumulées en grand nombre,
les cellules se déforment par pression réciproque, il est difficile de bien en saisir le contour. Enfin, dans certaines parties, le noyau est entouré d'une mince couche de protoplasma
qu'il est très-difficile de distinguer.

Dans les portions d'une tumeur contenant de petits kystes, le raclage nous a donné des éléments analogues à ceux que nous venons de décrire. Mais en outre nous avons rencontré dé grosses cellules qui contenaient un gros noyaux quelquefois bilobé ; ces cellules avaient de 45 à 50 μ et même plus.

Sur la paroi de certains petits kystes examinés sur une coupe nous avons trouvé des éléments analogues, nous en avons vu quelques-uns qui contenaient un noyau bilobé, d'autres qui en contenaient deux.

Il nous reste à voir comment la substance fondamentale se comporte avec ces amas cellulaires.

Si le stroma est fibreux, ces amas sont le plus souvent bien délimités ; on voit les fibres, les noyaux suivre leur contour et former autour d'eux des zones concentriques. On dirait qu'il se passe ici le même phénomène que sur une glande en voie de développement. Dans certains points, là où les amas sont petits et nombreux, les tractus fibreux qui les séparent s'anastomosent entre eux ; il se forme des aréoles analogues à celles du carcinome.

Il nous reste à étudier les tissus qui séparent les unes des autres ces masses épithéliales et qui forment en quelque sorte le stroma de la tumeur.

Ce stroma dans certains points se présente avec tous les caractères du tissu muqueux ; dans d'autres, — comme nous l'avons observé sur la pièce qui nous a été donnée par M. Benj. Anger, — ce tissu interstitiel e st constitué par des cellule fusiformes se touchant toutes ; dans ces points ce tissu intermédiaire aux amas de cellules glandulaires présentait absolument l'aspect du tissu que les auteurs ont décrit sous le nom de sarcome fasciculé (obs. 3).

Dans d'autres cas nous rencontrons un tissu fibreux contenant de nombreux noyaux, un tissu fibreux encore jeune.

Plus loin le tissu fibreux est devenu dense, contient

de nombreuses fibres élastiques, a tous les caractères du tissu qui constitue une cicatrice ancienne.

Enfin dans les parties voisines du noyau cartilagineux ou fibrocartilagineux qui, comme nous le verrons plus tard, constituait presque à lui seul la tumeur au début, on voit des éléments cartilagineux se développer et s'accroître sur les travées fibreuses de la tumeur.

Comme on le voit d'après la courte description qui précède, dans ces tumeurs on peut trouver toutes les phases successives du développement des tissus d'origine conjonctive, depuis le tissu muqueux jusqu'au tissu cartilagineux et même jusqu'au tissu osseux.

Des Kystes.

La formation de kystes dans les tumeurs de la parotide, quoique assez rare, a cependant été observée par un grand nombre d'auteurs.

Nélaton, Virchow, ont mentionné la transformation kystique dans les enchondromes, soit dans les enchondromes de la parotide, soit dans les tumeurs de même nature développées dans d'autres régions.

Les kystes, dans les tumeurs que nous étudions, peuvent se développer de quatre manières bien différentes :

1° Par dilatation et rupture vasculaire ;

2° Par formation de cavités analogues aux bourses séreuses accidentelles ou kystes lacuneux ;

3° Par accumulation de liquide dans un cul-de-sac glandulaire ;

4° Par dégénérescence granulo-graisseuse ou colloïde de certaines parties nouvelles ; celles-ci, comme nous le verrons plus loin, sont d'origine glandulaire, mais ont perdu déjà tous les caractères qui pourraient les faire ressembler aux éléments d'une glande normale.

Formation des kystes par dilatation vasculaire. — Virchow (1) dit que dans les chondromes qui ont subi l'hétéroplasie épithéliale (il s'agit probablement ici de tumeurs analogues à celles que nous décrivons), Virchow dit que dans ces tumeurs ainsi ramollies se développent de nombreux vaisseaux présentant des dilatations ampullaires plus ou moins volumineuses.

D'après Nélaton (*Gaz. des hôp.*, 1855) : « Il vient un moment où l'appareil vasculaire des enchondromes prend un développement plus considérable ; les artères se multiplient, se dilatent et se rompent ; » de là formation de cavités contenant du sang, tantôt noir et liquide, tantôt coagulé ; « plus loin on trouve des masses fibreuses plus ou moins modifiées par l'absorption, et de plus, au milieu de ces parties, on retrouve des portions cartilagineuses.

« Cette transformation kystique a pour effet de convertir la tumeur en une vaste poche à parois cartilagineuses, contenant dans son intérieur un liquide transparent, poisseux, semblable à une solution claire de gélatine. »

D'après Nélaton, cette transformation kystique par rupture vasculaire serait assez rare.

Comme on vient de le voir, la formation de nombreux vaisseaux, leur dilatation, leur rupture, constituent un premier mode de formation des kystes dans les tumeurs de la parotide.

Kystes lacuneux. — Les tumeurs de la parotide, comme les tumeurs des autres régions, peuvent se compliquer de kystes qui ont une origine tout à fait mécanique.

M. Gosselin a publié en 1855 (2) un remarquable exemple de tumeur de la parotide qui était séparée des parties profondes par une bourse séreuse qui rendit l'ablation de la tumeur très-facile.

(1) Virchow. Path. des tumeurs, t. I, p. 519.
(2) *Bull. Soc. de chirurgie*, séance du 3 octobre 1855,

M. Massot (th. de Paris 1854) a décrit ces cavités accidentelles sous le nom d'hygromas ou kystes séreux qui compliquent les tumeurs.

MM. Lebert et Broca leur ont donné le nom de kystes lacuneux.

Ces kystes peuvent se développer, soit dans le tissu cellulaire qui sépare la tumeur des tissus voisins, soit dans les cloisons conjonctives qui séparent les lobes d'une même tumeur.

Leurs parois sont irrégulières, anfractueuses. On y rencontre quelquefois, dit M. Broca (1), « des trabécules de tissu conjonctif plus ou moins saillantes, plus ou moins libres, qui rappellent jusqu'à un certain point les colonnes charnues du cœur. »

D'après le même auteur, il n'existerait jamais à la surface interne de ces cavités de revêtement épithélial.

Sur la tumeur qui fait l'objet de l'observation I, nous avons trouvé une cavité sur les parois de laquelle on rencontrait cette disposition rappelant les colonnes charnues du cœur.

Mais par le raclage nous avons obtenu de nombreuses cellules épithéliales. D'ailleurs, nous verrons plus loin que cette cavité s'était formée par un mécanisme tout autre que celui qui amène la formation des kystes lacuneux.

Formation des kystes par accumulation de liquide dans un cul-de-sac glandulaire. — Comme dans les adénomes de la mamelle, des kystes peuvent aussi se développer dans l'intérieur des tumeurs de la parotide, par suite de la dilatation d'un cul-de-sac sous l'effort du liquide qu'il sécrète. Ou bien l'ouverture du cul-de-sac se trouve oblitérée, ou bien le canal qui lui fait suite devient imperméable. On comprend que la sécrétion continuant, le cul-de-sac se dilate ; le liquide sécrété

---

(1) Traité des tumeurs, t. II, p. 438.

s'accumule de plus en plus et ainsi se trouve formée une cavité plus ou moins volumineuse.

Sans nier absolument cette dernière formation d'un kyste dans les tumeurs de la parotide, nous croyons qu'il n'en est pas toujours ainsi, même dans les cas où le kyste n'est pas dû à des dilatations vasculaires.

En effet, dans ces tumeurs mixtes de la parotide, on ne peut supposer que l'épithélium de la glande sécrète encore ; la glande a subi des modifications trop profondes pour cela.

D'ailleurs, nous l'avons vu, ces amas cellulaires qui simulent, à un faible grossissement, les culs-de-sac glandulaires, ne possèdent plus de membrane limitante.

Formation des kystes par dégénérescence. — Cependant, c'est dans ces amas cellulaires que débute le processus qui doit aboutir à la formation de cavités kystiques. Ces cavités ne se forment point, comme on le verra, dans l'observation I (V. fig. 2 et 4), par accumulation d'un liquide au centre de ces amas cellulaires, mais par suite de la dégénérescence granulo-graisseuse ou colloïde de leurs éléments.

Sur la tumeur qui fait l'objet de l'observation I, nous avons pu suivre pas à pas, pour ainsi dire, la transformation kystique. Dans cette tumeur, les kystes étaient nombreux et de volume bien différent. Les uns ne pouvaient se voir qu'avec le secours du microscope, d'autres visibles à l'œil nu avaient le volume d'un grain de millet, d'une lentille, d'un haricot. Enfin, sur l'un des côtés de la tumeur se rencontrait une vaste cavité ovalaire, dont les parois étaient constituées par la tumeur elle-même. Ces parois étaient parsemées d'un grand nombre de cavités secondaires plus ou moins volumineuses, soit isolées, soit en communication avec la grande cavité kystique.

La tumeur dans la partie qui contenait des kystes était constituée par un tissu grisâtre demi-mou. Le microscope montrait que c'était un tissu fibreux au milieu d'uquel se montraient de nombreux amas cellulaires tels que nous les avons décrits plus haut.

Au centre de quelques-uns de ces amas, sur les préparations colorées au picrocarminate, il était facile de voir les cellules devenir jaunâtres, granuleuses. Dans d'autres points, tout le centre des amas cellulaires paraissait jaunâtre, sans éléments distincts ; ou bien c'était une masse globuleuse, d'aspect colloïde, présentant comme des couches concentriques.

Les cellules encore intactes étaient refoulées vers la périphérie et venaient à la manière d'un épithélium tapisser la paroi des cavités qui contenaient ces amas de cellules. La figure 4 montre cette dernière disposition.

D'après ce qui précède, il est facile de s'expliquer la formation de ces kystes ; on voit bien que les cavités remplies de cellules en sont le point de départ.

Voici comment les choses se passent : Les cellules par prolifération s'accumulent dans ces cavités. Il vient un moment où, trop pressées les unes contre les autres, elles ne peuvent plus vivre ; elles subissent la dégénérescence granulo-graisseuse ou colloïde ; dégénérescence qui débute toujours au centre de l'amas cellulaire. Au contraire, les cellules qui sont à la périphérie, continuent à vivre et forment comme un revêtement épithélial à la cavité qui les contient.

Mais ce travail régressif n'atteint pas seulement les groupes cellulaires ; ces groupes sont séparés par des cloisons de substance fondamentale qui, le plus souvent, sont déjà comme dissociées par des traînées cellulaires provenant par bourgeonnement des amas voisins ; ces cloisons subissent à leur tour la dégénérescence graisseuse ; elles se détruisent, disparaissent, et les petits kystes voisins les uns des autres communiquent entre eux, se réunissent pour former des cavités plus ou moins étendues.

Ces cavités ainsi formées sont le plus souvent irrégulières, anfractueuses. Elles contiennent des amas plus ou moins volumineux de matière jaunâtre, granuleuse, ou d'aspect colloïde. On y rencontre quelquefois des petits calculs salivaires. Quant à leurs parois, ainsi que nous avons pu nous en assurer par le raclage, elles sont tapissées de cellules polyédriques, y formant des couches plus ou moins épaisses.

Quel que soit le volume du kyste, cette sorte de revêtement se trouve toujours sur la paroi.

Ainsi, le grand kyste provenant du service de M. Dolbeau nous a donné, par le raclage, des cellules analogues à celles qui tapissent l'intérieur des petits kystes. Ce dernier fait prouve que tous ces kystes ont la même origine quel que soit leur volume.

Comme on le voit, ce mode de formation est analogue à ce qui se passe dans les tumeurs du corps thyroïde, qu'on appelle goître. Dans ces dernières tumeurs, la formation exagérée de substance colloïde, aboutit au développement de kystes plus ou moins volumineux (1).

Avant de m'occuper de la nature et du développement de ces tumeurs de la parotide que je décris sous le nom de tumeurs mixtes ou complexes, je crois devoir placer ici plusieurs observations; elles doivent compléter la description anatomique que j'ai faite de ces tumeurs.

OBSERVATION I.

Recueillie par M. Poisson, interne du service.
(Voir les fig. 1, 2, 3, 4.)

Demony (Charles), maçon, âgé de 59 ans, entre, pour se faire opérer d'une tumeur volumineuse de la région parotidienne, à l'hôpital Beaujon, salle Saint-Denis, lit n° 55, service de M. le professeur Dolbeau.

Le début de cette tumeur remonte à quarante ans environ ; c'est vers l'âge de 16 à 17 ans que le malade constata vers la partie moyenne de la région massétérine une petite tumeur grosse comme une lentille, très-mobile sur les parties profondes, complètement indolore. Cette petite tumeur grossit progressivement mais avec une extrème lenteur, et quand le malade avait 20 ans, elle avait à

(1) Cornil et Ranvier. Manuel d'anat. path., 1re partie, p. 48.

peine le volume d'une noix. C'est ainsi que peu à peu sans poussées d'accroissement, elle a pris le développement considérable que nous lui voyons aujourd'hui.

Elle occupe les régions parotidienne, massétérine et descend en bas beaucoup au-dessous de l'angle du maxillaire ; sa consistance est loin d'être partout la même. A la partie supérieure, au niveau du lobule de l'oreille, le tissu offre cette résistance particulière du tissu cartilagineux ; dans d'autres points, vers la partie inférieure, le tissu est beaucoup plus mou. La tumeur envoie dans la cavité buccale un prolongement qui fait saillie dans la gouttière gingivale. Ce prolongement donne une sensation de fluctuation manifeste.

La cavité du pharynx est libre, et la tumeur n'y fait aucune saillie. Quand on saisit la tumeur en masse, on peut lui imprimer quelques mouvements ; elle ne paraît pas adhérente aux parties profondes ; de même la peau n'est pas adhérente à la surface. Les troubles fonctionnels sont assez peu accusés. La douleur n'a fait son apparition qu'il y a quatre mois environ ; elle consiste dans des névralgies voisines: odontalgie de la mâchoire supérieure ; névralgies frontale, sous-orbitaire. Ces douleurs reviennent puis disparaissent par intervalles ; il n'existe aucune paralysie, le nerf facial est complètement indemne. On sent parfaitement les battements de la temporale.

L'ouïe, de ce côté, est peut-être un peu affaiblie, mais dans de très-faibles proportions.

La mastication est entravée par le volume de la tumeur, et l'écartement des mâchoires est assez limité.

L'état général du malade est parfaitement bon.

Le *jeudi* 3 *février* on procède à l'opération ; deux incisions curvilignes sont pratiquées, dont les extrémités se rejoignent en haut et en bas. On dissèque la peau et la tumeur est dénudée.

Le décollement d'avec les parties profondes s'opère sans trop de difficultés. Au moment où l'on détache la partie la plus profonde, une poche kystique se rompt et se vide en partie. La tumeur est enfin extirpée ; on s'aperçoit alors que le maxillaire a été comme érodé par la tumeur et rappelle l'aspect des os au voisinage d'un anévrysme. L'écoulement sanguin est peu abondant et l'on s'en rend facilement maître par quelques ligatures. Au fond de la plaie, on voit les battements de la carotide ; le masséter compris dans la tumeur a été en grande partie enlevé ; la parotide n'a perdu que sa partie la plus superficielle, le nerf facial a été respecté dans toutes les branches.

Les jours suivants, la plaie a bon aspect, l'état général est parfait. Le dimanche soir, la fièvre s'allume, la température s'élève à 40,7. Une légère rougeur apparaît autour de la plaie.

Le lendemain l'érysipèle est franchement caractérisé et envahit les régions voisines. La température se maintient à un degré très-élevé, la soif est ardente, le soir survient un peu de délire.

Cet état de choses persiste pendant huit à neuf jours au bout desquels l'érysipèle décroît et tout rentre dans l'ordre. La cicatrisation continue ses progrès, mais du fond de la plaie pousse une masse dure qui grossit avec rapidité, et qui paraît bien une production rapide du tissu morbide. Le 10 mars, on applique sur ce point du caustique de Canquoin qui fait une profonde eschare, mais est loin d'avoir détruit toute la production. De nouvelles applications de caustique seront faites.

Examen anatomique (personnel). Examen à l'œil nu. — Cette tumeur est énorme, de forme à peu près ovoïde ; elle a comme dimensions 15 centimètres dans sa longueur, et 6 à 7 centimètres en largeur et en épaisseur.

A la coupe, ce qui frappe tout d'abord ce sont les trois portions bien distinctes d'aspect et de consistance qui la composent. De l'une des extrémités, jusqu'à la partie moyenne de la tumeur, on trouve une portion dure, criant sous le scalpel, de couleur gris bleuâtre, d'aspect demi-transparent ; en un mot, cette première portion a tout à fait l'apparence du cartilage ou du fibro-cartilage.

Des coupes secondaires pratiquées dans cette partie dure de la tumeur démontrent l'existence de noyaux jaunâtres plus durs et calcifiés. Ces noyaux sont en moyenne, de la grosseur d'une lentille ou d'un petit haricot ; ils sont d'une forme assez irrégulière et tranchent par leur coloration et par leur opacité sur la couleur grisâtre opaline du tissu où ils sont, en quelque sorte, enchâssés.

Le cartilage ne semble pas disposé d'une manière uniforme ; il se montre par petits îlots qui ont à peu près le diamètre d'une pièce de 20 centimes. Ces îlots se touchent presque tous au centre de la tumeur ; mais sur les bords, ils sont séparés les uns des autres par un tissu grisâtre, grenu, d'aspect sarcomateux.

L'autre extrémité de la tumeur est constituée par un tissu demi-mou, grisâtre, qui se coupe facilement. La pression n'en fait écouler aucun suc ; en certains points, se rencontrent quelques petits îlots d'aspect gélatineux ; la partie la plus extrême de la tumeur présente un aspect mixomateux à la coupe ; dans cette dernière portion, on rencontre de petites cavités anfractueuses, de 1, 2 ou 3 millimètres de diamètre, contenant une matière jaunâtre, caséeuse.

En dedans de ces deux parties déjà décrites, se trouve une vaste cavité anfractueuse, un véritable kyste contenant un liquide jaunâtre et transparent.

Dans certains points des parois de cette cavité, nous trouvons de petits kystes remplis soit de matière caséeuse, soit d'un liquide légèrement filant. Ces parois, à l'intérieur, présentent des anfractuosités ou des petits sillons disposés sans ordre ; ces sillons sont formés par la réunion de petits cordons charnus, de 5 à 6 millimètres de longueur, de 3/4 de millimètre à peu près, en largeur. Ces cordons rappellent tout à fait par leur forme et leur disposition les petits cordages musculaires du cœur.

Examen microscopique. Raclage. — Au moyen d'un scalpel, nous avons gratté la face interne des parois du grand kyste ; et cela, nous l'avons fait le plus légèrement possible afin de n'enlever que les parties les plus superficielles et voir ainsi les éléments qui tapissaient cette cavité. Le produit du raclage, déposé sur une lame de verre, a été dissocié dans du picrocarminate ; nous avons laissé la préparation quelque temps sous une cloche, sans lamelle, afin de permettre à la coloration de se faire complètement. Portant cette préparation sous le microscope, voici ce que nous avons observé :

1° Des cellules isolées dans la préparation :

2° Des amas de cellules qui paraissaient identiques aux cellules isolées.

Ces éléments sont des cellules polygonales, aplaties, légèrement granuleuses ; elles ont, en général, un beau noyau granuleux de 10 à 12 μ de diamètre. Sur quelques-uns de ces noyaux, mais pas sur tous, nous trouvons un nucléole brillant à leur centre. Avec tous ces éléments, nous trouvons de loin en loin quelques grosses cellules qui mesurent jusqu'à 40 et 45 μ de diamètre.

A la partie périphérique des amas que ces cellules forment dans la préparation, on en trouve quelques-unes au nombre de 5 ou 6 réunies entre elles par leurs bords à la manière d'un épithélium pavimenteux.

Portion cartilagineuse. Fig. 2. — Nous avons déjà vu sur la tumeur, à l'état frais, que la portion qui était en grande partie cartilagineuse, n'était pas cependant homogène. On voyait de petits îlots d'apparence hyaline entourés de parties moins lisses, plus opaques.

Sur la coupe vue par transparence à l'œil nu, on retrouve le même aspect. Des points de dimensions diverses paraissent transparents, rosés, d'autres au contraire sont plus opaques, plus fortement colorés en rouge et d'aspect granuleux.

A un grossissement de 60 diamètres, on voit que ces portions, plus transparentes, sont constituées par du cartilage pur, avec des traînées de tissu fibreux. Il s'agit donc ici d'un fibro-cartilage. Mais dans les points opaques entremêlés aux éléments cartilagineux et au tissu fibreux plus abondant, viennent s'ajouter des éléments formant des groupes, les uns arrondis de 50 à 60 µ de diamètre; d'autres de forme tout à fait irrégulière et dont les éléments sont analogues à ceux que nous décrivons plus loin à propos de la portion sarcomateuse.

Dans certains points, les bords de ces amas sont très-irréguliers, le tissu fibreux pénètre dans leur intérieur et semble écarter les uns des autres, sans les détruire, les éléments qui forment ces groupes, de sorte que, au pourtour de ces groupes, d'apparence glandulaire, les éléments semblent être répandus dans le stroma fibreux. Dans ces points, le tissu fondamental a une apparence presque amorphe ou très-finement fibrillaire. Au milieu du tissu fibreux sont épars de nombreux noyaux volumineux fortement colorés en rouge. En certains points on voit se former autour de ces noyaux une petite zone plus claire qui paraît être une cavité cartilagineuse en voie de formation. Puis on voit plus loin ces cavités augmenter, la substance fondamentale devenir plus claire, les faisceaux fibreux plus fins mais toujours apparents. Enfin plus loin c'est tout à fait le fibro-cartilage normal que l'on a sous les yeux. Dans les points où le fibro-cartilage est pur, les éléments cartilagineux ont le caractère du cartilage adulte. Cavité contenant une cellule avec un beau noyau bien coloré par le picrocarminate; les cellules ont, les unes 20 à 25 µ, les autres, beaucoup plus petites, 10 à 12 µ.

Dans certains points très-rares d'ailleurs, on trouve des amas cellulaires, décrits plus haut, au centre desquels se voit une masse jaunâtre granuleuse, détritus provenant de cellules ayant subi la dégénérescence granulo-graisseuse ou du colloïde. Nous verrons ce dernier phénomène s'accentuer bien plus sur la portion suivante.

Portion d'apparence sarcomateuse. Fig. 3. — Sur des coupes de cette portion de la tumeur ayant subi le mode de préparation suivant : alcool, 24 heures; acide picrique, gomme et alcool, on voit déjà, à un grossissement de 60 diamètres, qu'elle se trouve composée de tissu fibreux, et de nombreux amas cellulaires d'apparence glandulaire.

Déjà à ce grossissement il est facile de voir que le tissu fibreux interstitiel contient de nombreux noyaux, beaucoup plus nombreux que dans le tissu fibreux interstitiel d'une glande parotide normale.

Quant à ces amas cellulaires que l'on pourrait prendre au premier abord pour des culs-de-sac de la glande (nous verrons plus tard en quoi ils en diffèrent), ces amas cellulaires, dis-je, présentent des formes diverses ; le plus grand nombre sont arrondis ou ovalaires, d'autres en doigts de gant, d'autres en forme de massues, de traînées, de boyaux diversement contournés. Nous allons voir comment le tissu fibreux se comporte avec ces amas cellulaires, quels sont les éléments qui les composent, quelle est la forme et la disposition de ces derniers.

Autour de chaque amas qui ne semble pas présenter de membrane propre, limitante, les faisceaux fibreux se disposent parallèlement aux bords des amas cellulaires, en un mot, autour de chaque amas, ils forment une couche concentrique, disposition qui rappelle exactement ce qui se passe chez le fœtus sur la glande parotide en voie de développement.

Sur une largeur de 20 à 30 µ, cette zone fibreuse concentrique à l'amas cellulaire présente des fibriles excessivement fines avec quelques rares noyaux. En dehors, le tissu fibreux est encore disposé de la même manière. Mais cette zone externe est moins transparente, elle renferme un bien plus grand nombre d'éléments fusiformes. Il semble qu'en ces points le tissu fibreux est le siége d'un travail de prolifération très-actif.

Quant aux éléments qui remplissent et forment ces amas d'apparence glandulaire, ce sont des cellules arrondies ou polyédriques, présentant un noyau volumineux, granuleux, avec nucléole brillant. Ces cellules ont 15|, 20, 25 µ de diamètre. Elles remplissent complètement la cavité que leur forme le tissu fibreux, et même sur les amas cellulaires qui, par leur forme arrondie, ressemblent le plus à un cul-de-sac glandulaire, il est impossible de voir à leur centre la lumière centrale qui caractérise le cul-de-sac de la glande. D'ailleurs nous avons déjà vu que les cellules qui composent ces amas n'ont plus du tout les caractères des cellules de la glande normale.

Sur une de nos coupes nous avons rencontré une portion de la glande encore relativement saine ; les culs-de-sac présentent encore leur membrane limitante, ils affectent entre eux des rapports normaux, c'est-à-dire qu'ils sont séparés par de minces tractus fibreux. Les lobules sont séparés entre eux par de minces rivières de tissu fibreux comme sur la glande normale. La seule altération que présente cette portion glandulaire, c'est que les cellules commencent à s'altérer, le noyau n'est plus excentrique, la cellule prend une forme arrondie, la lumière centrale visible encore sur quelques cuis-de-sac a disparu sur la plupart; la coupe de quelques canaux glandulaires montre qu'ils sont encore perméables et revêtus de leur épithélium cylindrique.

Déjà dans cette portion se montrent au microscope de petites cavités, dont les parois sont revêtues par des éléments à la manière d'un épithélium pavimenteux. Mais sur la portion que nous allons étudier, les cavités deviennent beaucoup plus grandes, puisque déjà quelques-unes étaient visibles à l'œil nu. Nous pourrons plus facilement étudier le processus à la suite duquel se forment ces cavités.

Portion des petits kystes visibles à l'œil nu. Fig. 4. — Déjà à l'œil nu, en examinant la coupe par transparence, on voit qu'elle est parsemée de petites solutions de continuité, de petits trous qui sont la coupe des petits kystes que nous avions constatés sur la pièce à l'état frais.

Ces petites cavités sont de formes diverses, les unes sont arrondies, les autres ovalaires ou irrégulières, et présentent des dimensions qui varient depuis près de 2 millimètres jusqu'à 0 m. 30, 0 m. 25, 0 m. 20 centièmes de millimètre.

Comme dans la portion précédente, on retrouve du tissu fibreux et des amas cellulaires, mais avec quelques modifications cependant.

Ainsi les amas ne sont plus aussi nettement délimités que dans la portion précédente, En certains points on voit un amas au centre duquel les cellules sont pressées les unes contre les autres. A la périphérie, elles sont disséminées et semblent se répandre dans le tissu fibreux environnant.

Dans d'autres points, au contraire, ces amas, dont les éléments sont toujours condensés, présentent sur leurs bords des anfractuosités, des festons que le tissu environnant pénètre.

Le tissu interstitiel se présente sur les coupes avec trois aspects différents.

1° Avec tous les caractères normaux.

2° Dans d'autres points il devient plus transparent, les faisceaux deviennent plus fins moins apparents, moins réguliers dans leur direction, et sauf les noyaux qui ont conservé leurs caractères normaux, le tissu rappelle presque complètement l'apparence du myxome.

3º Dans d'autres points, nous le voyons constitué par de nombreux éléments fusiformes, comme s'il s'agissait du sarcome fasciculé.

4º Enfin, dans beaucoup de points on voit au milieu du tissu fibreux des îlots, des traînées, de coloration jaunâtre, granuleuse, qui sont l'indice d'une dégénérescence granulo-graisseuse.

Pour ce qui est des kystes, il est facile de les étudier et d'en suivre le développement. Disons tout d'abord que les amas cellulaires en sont le point de départ.

On voit d'abord au centre des amas se former une tache jaune, qui s'agrandit peu à peu et devient granuleuse. A la périphérie les cellules persistent toujours, puis dans cette masse de cellules dégénérées il se fait une sorte de rétraction, de sorte qu'il existe un vide entre les parois de la cavité et l'amas granulo-graisseux. Les parois de cette cavité sont encore tapissées par une couche plus ou moins épaisse de cellules polyédriques (Fig. 4 B). Enfin le tissu fibreux qui forme la paroi dégénère à son tour, des cavités voisines communiquent, et ainsi se forment des kystes visibles à l'œil nu, qui, presque vides, ne contiennent plus que quelques amas jaunâtres et dont les parois ne sont plus, qu'en certains points, tapissées par des cellules qui n'ont pas encore subi la dégénérescence granulo-graisseuse. On peut supposer encore que là où il manque, l'épithélium a été enlevé par les manœuvres de préparation.

En étudiant les parois du grand kyste, nous voyons se reproduire le même phénomène que pour les petits kystes. Mais ici il est beaucoup plus marqué. Il offre certaines particularités, qui ne sont dues qu'à une prolifération plus active de l'élément épithélial. Quoi qu'il en soit, le processus est toujours le même et il est facile de se rendre compte de la formation de cette vaste cavité.

Après avoir durci des portions de la paroi du grand kyste par les réactifs suivants : alcool, vingt-quatre heures ; acide picrique, puis gomme et alcool, nous avons pratiqué des coupes perpendiculaires aux surfaces.

Ces coupes ont été colorées avec le picro-carminate d'ammoniaque. A un faible grossissement, on voit, en allant de la face qui formait la paroi du kyste vers l'extérieur :

1º De longues franges, sur la texture et la structure desquelles nous reviendrons plus tard ;

2º D'une portion sur laquelle elles s'implantent, portion qui comme les franges, paraît déjà, à un faible grossissement, constituée par des tissus de nature différente.

Nous avons d'abord pris ces franges pour la coupe longitudinale de végétations papilliformes, faisant saillie sur la paroi du kyste où elles ont pris naissance.

Mais, ayant pratiqué une coupe perpendiculaire à la première, nous avons sous le microscope retrouvé le même aspect, c'est-à-dire toujours des franges.

Ce dernier fait nous prouve que ce ne sont pas des excroissances en forme de papilles, qui font saillie dans l'intérieur du kyste; ce sont des lamelles qui, parallèles entre elles à la manière des feuillets d'un livre sont implantées sur toute la face interne de la paroi du grand kyste.

En effet, si au lieu de ces feuillets, des papilles avaient tapissé cette paroi, sur la seconde préparation nous aurions eu la coupe transversale de ces papilles, et la préparation aurait eu (*grosso modo*, bien entendu) l'apparence d'une coupe de l'intestin grêle faite parallèlement à la surface muqueuse.

Il nous reste à décrire maintenant :

1° Les couches sous-jacentes sur lesquelles ces lamelles sont implantées ;

2° Les lamelles et les tissus qui les constituent.

Sur une pièce colorée au picro-carminate, puis montée dans la glycérine picrocarminée et acidifiée à l'acide acétique, on voit que la couche qui supporte les lamelles est constituée par des faisceaux de tissu fibreux normal, dirigés parallèlement aux parois du kyste.

On y distingue de nombreux noyaux fusiformes très-apparents, et de loin en loin, la coupe de vaisseaux sanguins parfaitement reconnaissables aux globules que contient leur cavité ; on trouve encore la coupe des canaux glandulaires, dont quelques-uns ont encore conservé leur épithélium cylindrique.

Enfin, dans l'intérieur même des travées fibreuses, nous voyons encore des lacunes lymphatiques en forme de losanges ou d'ovales irréguliers.

Mais ce qui est important, c'est que des amas de cellules épithéliales jeunes se trouvent dans cette portion de la paroi du kyste que nous décrivons.

Ces amas, le plus souvent polygonaux, à angles arrondis, présentent une ligne de démarcation très-nette ; l'épithélium qui les constitue est en contact direct avec la substance fondamentale ;

autour de ces amas cellulaires on ne trouve plus trace de membrane limitante.

En d'autres points, ces amas cellulaires affectent une disposition tout à fait différente.

On les voit se présenter sous forme de traînées, de boyaux plus ou moins longs, légèrement ondulés. Ces traînées, qui ont de 20 à 50 et 60^{mm} de largeur à leur partie moyenne, se terminent en pointe à leurs extrémités et semblent s'infiltrer entre les faisceaux fibreux. Quelques-unes de ces traînées sont en connexion avec les gros amas cellulaires arrondis que nous avons déjà décrits. Elles semblent en être des prolongements, des bourgeons qui s'en détachent pour aller pénétrer le tissu fibreux voisin ; d'autres, au contraire, sont parfaitement isolées. Il est vrai que, pour ces dernières, on peut supposer que par le seul fait du hasard de la coupe, elles ont été séparées d'amas cellulaires plus volumineux qui en seraient l'origine comme pour les premières.

Voilà pour la portion fibreuse qui supporte les lamelles. Cette couche, constitue la partie la plus externe de la paroi du kyste. Il nous reste à décrire les lamelles elles-mêmes. (Fig. I-A-a).

Sur la coupe, comme nous l'avons déjà dit, elles se présentent sous l'aspect de franges, de longs filaments présentant à leur centre une partie fibreuse. Les tractus fibreux qui forment la charpente des franges, quant à leur disposition générale, sont parallèles entre eux. Mais ils s'envoient réciproquement de nombreuses anastomoses, qui limitent ainsi des espaces ovalaires plus ou moins allongés. Cette disposition se rencontre surtout à la base des franges. Mais plus on se rapproche de leurs extrémités, plus on voit ces amas cellulaires s'allonger en forme de boyaux et les tractus fibreux qui composent la partie centrale des lamelles semblent recouverts de ces cellules épithéliales, comme des villosités intestinales sont revêtues de leur épithélium.

Quant aux éléments qui constituent les amas et les traînées cellulaires, ils sont, quant à leur forme et quant à leur dimension, en tout semblables aux éléments que nous avons obtenus par le raclage sur la paroi du grand kyste à l'état frais. Ce sont des cellules polyédriques à protoplasma transparent, légèrement granuleux, le noyau volumineux, fortement coloré en rouge, est granuleux avec un nucléole brillant à son centre.

En examinant la préparation, on voit que si certaines parties présentent tous leurs éléments fortement colorés en rouge par le

picrocarminate, d'autres, au contraire, présentent un aspect jau-
pâtre et granuleux. C'est ainsi que l'on trouve des amas, des traînées, en tout semblables à ceux que nous avons déjà décrits, mais
colorés en jaune.

Cet aspect est dû à la dégénérescence granulo-graisseuse qu'ont
subie les cellules. Dans d'autres points, au milieu de ces tissus dé-
générés, se voient encore des tractus fibreux sains, comme le dé-
montre leur coloration rosée. Enfin, dans d'autres points, les tractus fibreux eux-mêmes sont devenus jaunâtres et subissent la dégénérescence granulo-graisseuse. Ces portions, en voie de destruction,
se rencontrent surtout au voisinage des franges et sur les franges
elles-mêmes, c'est-à-dire dans la portion la plus voisine de la cavité
du grand kyste.

Il est facile, je crois, d'après ce qui précède, d'expliquer la formation de ce grand kyste dans cette tumeur.

Comme on l'a vu, il se forme, au milieu du stroma fibreux, des
amas cellulaires qui ont probablement pour point de départ le tissu
glandulaire lui-même.

De ces amas partent des bourgeons qui pénètrent le tissu fibreux
et en dissocient en quelque sorte les faisceaux.

Puis dégénérescence granulo-graisseuse des éléments cellulaires.

Ensuite dégénérescence du tissu fibreux lui-même, et ainsi formation de ce grand kyste.

On pourrait, il est vrai, objecter qu'il s'agit là d'une bourse synoviale, mécaniquement développée, et non d'un kyste formé dans
la tumeur.

Mais, d'après la description que nous venons de donner des parois de cette cavité et de son revêtement épithélial, il est facile de
voir que cette paroi kystique est loin de présenter la structure
d'une bourse synoviale accidentelle.

Cette tumeur offrait cette particularité très-intéressante :
c'est que la portion cartilagineuse, la portion d'apparence
sarcomateuse et la portion kystique étaient sur la coupe très-
nettement séparées, comme si ces trois portions d'apparence
différente s'étaient développées côte à côte mais indépendam-
ment les unes des autres.

OBSERVATION II (Personnelle).

L'examen histologique a été fait par M. Monod, chef du laboratoire
de l'hôpital des Cliniques. (Voir fig. 5.)

Le nommé J... (Louis), cultivateur, âgé de 68 ans, entre le 3 novembre 1874, à l'hôpital des Cliniques, service de M. le proseur Broca.

Cet homme porte une énorme tumeur de la région parotidienne gauche. Elle a débuté, il y a trente-cinq ans, par un petit nodule dur, qui s'est montré un peu au-dessous de l'oreille. Cette tumeur est restée stationnaire pendant très-longtemps. C'est ainsi qu'il y a un an, c'est-à-dire en 1873, la tumeur ne présentait encore que le volume d'un œuf de pigeon. Mais, depuis elle a pris un énorme développement, et sauf quelques douleurs qui se montrent de temps en temps à de rares intervalles, le malade n'a pas beaucoup souffert dans ces derniers temps.

Etat actuel. — La tumeur a, comme dimensions, 16 centimètres dans le sens vertical, 14 dans le sens transversal. Elle remonte jusqu'au-dessus de l'arcade zygomatique et soulève fortement le lobule de l'oreille. En bas, elle descend jusqu'au voisinage de la clavicule. Elle fait en dehors une énorme saillie conique, bosselée.

En avant, la tumeur arrive jusqu'à deux ou trois centimètres de la commissure labiale, son insertion sur les parties latérales du cou ne descend pas plus bas que l'os hyoïde.

Cette tumeur qui, d'après le malade, a gardé pendant longtemps, une forme régulièrement arrondie ou ovoïde, présente aujourd'hui des bosselures multiples.

Ces diverses bosselures n'ont pas toutes la même consistance. L'une présente une rénitence à peu près élastique. A la partie supérieure de la tumeur se trouve une bosselure de consistance demi-molle ; au-dessous d'elle, s'en trouve une plus volumineuse qui présente une fluctuation manifeste.

La main appliquée sur la tumeur ne constate ni élévation de température, ni battements anormaux. La peau ne présente point d'adhérences avec les parties sous-jacentes, elle est parfaitement saine. Si on saisit la tumeur, et qu'on cherche à lui imprimer des mouvements de latéralité, on voit qu'elle est mobile sur les parties profondes, ce qui doit faire supposer qu'elle n'envoie pas de prolongement considérable sous le maxillaire.

La joue gauche est paralysée, mais non d'une manière absolue.

Le grand zygomatique a encore conservé une partie de ses fonctions, la phonation est quelque peu gênée, la branche cervico-faciale est paralysée.

Mais ce phénomène de la paralysie faciale n'est pas très-apparent, à cause du tiraillement que produit la tumeur, tiraillement qui, d'ailleurs, est simplement mécanique.

L'opération est pratiquée le 29 novembre. Malgré le volume de la tumeur, elle est relativement facile.

M. Broca, se servant d'instruments mousses et surtout du doigt, enlève la tumeur en totalité, sans léser de vaisseaux importants.

Le nerf facial ne peut être retrouvé pendant l'opération, il était probablement compris dans la masse de la tumeur.

Après l'ablation, la paralysie du côté gauche de la face est plus marquée qu'avant l'opération. Ce qui ne tient point à ce que le facial avait été coupé, mais à ce que, comme nous l'avons déjà vu, la présence de la tumeur rendait la paralysie moins apparente.

Trois jours après, les parties voisines de la plaie deviennent rouges, douloureuses, il s'écoule un peu de pus par le conduit auditif externe. Il y a menace d'érysipèle, mais bientôt tout rentre dans l'ordre, et vers la fin du mois de décembre, la plaie est presque complètement cicatrisée, quoique la paralysie persiste.

Nous devons les renseignements suivants à l'obligeance de M. Ch. Monod, professeur agrégé à la Faculté de médecine.

M. Monod a revu le malade dans son pays, où il était revenu le 3 février 1875.

La tumeur parotidienne n'avait pas tardé à reparaître, mais ce n'est qu'au mois de juin suivant que le malade a commencé à ressentir de vives douleurs. Pendant les vacances de 1875, la nouvelle tumeur était devenue très-volumineuse, elle était ulcérée et donnait lieu à une suppuration très-abondante.

Le malade ressentait toujours des douleurs très-vives, qui ont persisté jusqu'à sa mort, le 14 janvier 1876.

Examen anatomique. — Diamètre vertical de la tumeur, 14 centimètres 1/2; épaisseur, 7 cent. 1/2; poids, 470 grammes.

Aspect à l'œil nu. — Surface extérieure : bosselures constatées sur le vivant; les unes molles, les autres résistantes, une des bosselures molles a été ouverte pendant l'opération et donna issue à un tissu mou, non liquide. Toute la surface extérieure de la tumeur est nette, limitée par un tissu conjonctif, lâche, infiltré de sang, qui circonscrit la tumeur sans former une capsule véritable, et la sépare simultanément des parties avoisinantes. Une portion du masséter, enlevée pendant l'opération et qui paraissait adhérente, en peut être facilement détachée par la dissection.

A la coupe, on observe dans la tumeur trois portions bien distinctes, plutôt par leur aspect que par une ligne de séparation véritable. La première, occupant la partie la plus élevée de la tumeur (celle qui sur le vivant était à la fois dure et transparente) est formée par un tissu très-ferme, blanchâtre, offrant la consistance du cartilage, il y a même en un point limité, une nodosité osseuse ; examinée de près, cette portion présente au milieu d'un tissu opaque et d'aspect fibreux, de nombreux points de la grosseur d'une pointe ou d'une tête d'épingle, grisâtres et transparents à la façon du cartilage hyalin.

La deuxième portion, située immédiatement au-dessous de la précédente, dont elle est séparée par un léger sillon, est d'une consistance ferme, égale, mais d'une contexture beaucoup moins serrée. Humide à la coupe (à l'opposé de l'autre qui est complètement sèche), elle présente la même coloration et en diffère surtout en ce que le tissu d'apparence fibreuse est beaucoup moins abondant, et se présente surtout sous forme de bandelettes allongées. Au milieu de ce tissu, de nombreux points gris, transparents, et d'autres, ramollis et d'apparence kystique. Ces derniers contiennent un liquide transparent et filant (d'aspect lardacé).

La troisième, la plus inférieure, plus considérable, occupant toute la moitié inférieure de la tumeur, offre l'aspect d'une véritable bouillie centrale, de couleur grisâtre, d'aspect encéphaloïde ramolli. Cette portion centrale est entourée d'une coque plus ferme, offrant l'aspect de la deuxième portion.

Examen microscopique. (Raclage.) — Le raclage donne non pas un suc véritable, mais des portions ramollies de la tumeur, dans lesquelles dominent au microscope des éléments, les uns allongés, la plupart arrondis et constitués presque exclusivement en apparence, avant coloration, par de fines granulations graisseuses. Après coloration, par le picro-carminate, on distingue d'une façon très-nette qu'il s'agit là de cellules dont le noyau arrondi se colore en rose, tandis que le protoplasma est granuleux ; à côté de ces cellules granuleuses, on en trouve d'autres intactes, présentant un noyau se colorant en rose et un protoplasma complètement transparent ; sur les coupes de la tumeur à l'état frais, on aperçoit les mêmes éléments englobés dans un tissu fibrillaire.

Examen microscopique après durcissement. (Gomme, alcool, picro-carminate, glycérine). — La tumeur paraissait, comme on l'a vu, constituée à l'œil nu de trois parties distinctes : l'une centrale, tout à fait ramollie ; l'autre, au contraire, d'une dureté squirrheuse ; la troisième, d'une consistance mollasse, se rapprochant davantage par son aspect de la première que de la deuxième.

A l'examen microscopique, les deux parties de la tumeur, qui se présentaient sous l'apparence de masses molles ou demi-molles, ne différaient pas sensiblement l'une de l'autre. La portion dure, au contraire, se distinguait complètement des deux autres par une texture toute particulière. Nous donnerons, à part et en terminant cette note, le résultat de l'examen de celle-ci. Réunissant au contraire les deux premières dans une étude commune.

Examen microscopique des parties molles et demi-molles. — Elles sont essentiellement constituées par de grandes masses de tissus myxomateux, sarcomateux et sarcomyxomateux, au milieu desquelles se retrouvent des éléments d'apparence épithéliale, dont il était difficile au premier abord de reconnaître la nature et la provenance. Les éléments de la tumeur, considérés isolément, appartenaient à trois catégories bien distinctes :

1° Des cellules, d'aspect fusiforme ou arrondi suivant le sens de la coupe ; présentant un noyau se colorant en rouge après l'action du picrocarminate, un nucléole unique ou double, brillant, et un proto-plasma granuleux, demeurant incolore, abondamment pourvu en certains points de la tumeur, de granulations et de véritables goutte-lettes graisseuses. Ces cellules sont, tantôt presque en contact immé-doat, serrées les unes contre les autres et formant un tissu analogu-à celui du sarcome, tantôt séparées par une substance inter-cellulaire transparente, en un point colorée par le carmin, et constituant comme un tissu de transition (sarcomyxomateux), entre le précédent ie celui qu'il nous reste à décrire. Dans ce dernier, la substance inter-cellulaire transparente l'emporte sur les éléments cellulaires ; ceux-ci sont épars dans celle-ci, et souvent à une distance relativement considérable les unes des autres ; on reconnaît à cette description l'aspect ordinaire du *myxome.* Par places, la mucine a été complète-ment coagulée par le réactif ;

2° Des éléments cellulaires, frappant tout d'abord l'attention par l'intensité de la coloration qu'ils ont prise sous l'action du liquide colorant, remarquables aussi par leur volume peu considérable et leur forme arrondie. Ils sont constitués par une masse granuleuse uniformément colorée, dans laquelle on distingue mal un noyau et un protoplasma. Ces éléments forment, en général, par leur réunion des groupes plus ou moins étendus. On verra plus loin qu'il a été possible de se convaincre qu'ils représentaient les restes des éléments épithéliaux glandulaires de la parotide. (Fig. 5.)

3º Des particules granuleuses, sous forme cellulaire aussi, ne se colorant pas par le carmin, les unes formées par de fines granulations graisseuses, les autres semblant constituées par des débris d'éléments cellulaires en voie de dégénérescence graisseuse. Dans ces points, en effet, on aperçoit de distance en distance, un ou deux noyaux déformés colorés par le réactif, entourés d'une masse en dégénérescence complète.

Enfin, au milieu de ces parties diverses se voient des faisceaux de tissu conjonctif fortement colorés en rose. Les uns forment encore des cloisons véritables, séparant les masses cellulaires sus-décrites. Les autres ne figurant plus que des débris plus ou moins étendus de ces cloisons conjonctives, épars au milieu de masses cellulaires confondues entr'elles. Quelques-uns de ces éléments présentent un aspect curieux, de forme arrondie, mais avec des prolongements minces, petits et nombreux, qui les entourent comme d'une couronne. Ils rappellent assez l'aspect de petits soleils à couronne multi-dentelée.

Il était possible en examinant un point de la tumeur où la lésion était moins avancée, de se rendre compte des rapports réciproques de ces diverses portions et de leur mode de développement. Sur un petit lobule, de développement récent, qui se détachait de la masse principale, on pouvait en effet, grâce à une série de coupes, suivre tous les degrés de la lésion depuis le lobule glandulaire presque intact jusqu'à sa dégénérescence et sa destruction complète.

Le premier degré de l'altération était une augmentation de volume des lobules glandulaires, avec multiplication des éléments épithéliaux qui le composaient. Plus loin aux cellules épithéliales glandulaires s'adjoignaient peu à peu des cellules la plupart fusiformes, formant avec les précédents une masse cellulaire plus ou moins étendue.

Le troisième degré de la lésion était tantôt une véritable transformation myxomateuse, tantôt une sorte de désintégration et de fonte granuleuse des éléments cellulaires en voie de prolifération. Dans les points où cette dernière altération apparaissait, les masses granulo-graisseuses succédaient, pour ainsi dire, sans transition aux éléments épithéliaux ou sarcomateux.

La transformation myxomateuse au contraire paraissait se faire par progrès insensibles, suivant le processus indiqué plus haut.

Ces trois formes de la lésion étaient en certains points réunies sur un espace relativement peu étendu.

La petite masse ainsi constituée rappelait par sa forme arrondie l'aspect de petits lobules glandulaires agrandis. Toujours aussi dans ce cas les éléments d'apparence épithéliale étaient groupés à la périphérie, tandis que les parties en dégénérescence graisseuse ou myxomateuse occupaient le centre.

Les cloisons de tissu conjonctif séparant à l'état normal les lobules de la glande étaient aussi dans ces points parfaitement reconnaissables.

Ailleurs, au contraire, le tissu myxomateux, sarco-myxomateux débordant les limites du lobule glandulaire, forment des masses étendues, ce n'est alors que par comparaison avec les foyers précédents que l'on reconnaît dans les petits groupes très-disséminés de cellules d'aspect épithélial, les restes de la glandes détruite.

Il faut noter enfin que par places, dans les points les moins altérés se retrouvent des lobules glandulaires presque intacts, augmentés de volumes, mais avec leur forme et leur disposition caractéristique.

Cette apparence est surtout très-nette après coloration par l'hématoxyline.

En résumé. — Il était évident que la tumeur était essentiellement constituée par une transformation sarcomateuse et myxomateuse du tissu glandulaire parotidien. Que le nom sous lequel il convenait de la désigner était sarco-myxome de la parotide.

Le point de départ nous semble être dans les lobules mêmes de la glande.

S'agissait-il originairement d'une dégénérescence des cellules épithéliales glandulaires ou des fines cloisons du tissu conjonctif qui séparent les acinis : la chose peut rester douteuse; cependant, en raison de certains détails de nos préparations sur lesquelles nous ne pouvons insister, nous penchons vers la dernière hypothèse que nous venons d'émettre); nous devons ajouter enfin que la lésion n'était probablement pas limitée exclusivement au lobule glandulaire, que le tissu conjonctif qui était à la périphérie des lobules en voie de prolifération active prenait ultérieurement part à l'altération, et avait pu contribuer à former les vastes masses de tissu morbide qui constituait l'ensemble de cette énorme tumeur. Nous n'avons cependant pas eu la démonstration de cette hypothèse.

Examen microscopique des parties dures de la tumeur. — Cette par-

tie de la tumeur qui ne formait qu'une petite partie de la masse
totale, présentait au microscope un aspect très-différent. Elle était
constituée en effet, presque en totalité par un tissu fibreux serré
auquel était mélangé du tissu élastique en proportions considérables. Par places, les éléments cellulaires peu abondants, en général , dans ce tissu tantôt se groupaient en masses compactes
plus ou moins étendues, tantôt apparaissaient clair semés entre les
faisceaux du tissu conjonctif, tantôt enfin offraient par rapport à
ces derniers une disposition telle que l'aspect de ces points rappelait complètement celui d'un carcinome alvéolaire type. Les faisceaux de tissu conjonctif écartés forment, en effet, de véritables
loges ou alvéoles remplies de cellules volumineuses et de forme
irrégulière en nombre plus ou moins grand suivant le diamètre du
tissu alvéolaire qui les contenait. En aucun point de cette portion
de la tumeur on ne découvrait traces de tissu glandulaire ni rien
qui en rappelât la disposition. Les cellules dont il vient d'être question différaient complètement par leur volume, par leur forme irrégulière, par leur noyaux se détachant nettement en rouge du
protaplasma légèrement coloré en jaune (picro-carminate) , des
cellules glandulaires dont nous avons donné plus haut la description. Nous ne risquerons aucune interprétation sur l'aspect particulier de cette dernière partie de la tumeur. Nous rappellerons seulement qu'elle n'en constitue que la partie la moins considérable,
et que d'après le dire du malade, elle était de toute les parties de
la tumeur la première développée. Si plus tard il y avait récidive,
l'étude histologique de la tumeur nouvelle pourrait seule décider si
l'aspect carcinomateux dans cette partie correspond à une forme
mal connue des transformations multiples que peuvent subir les
tumeurs parotidiennes, ou bien si nous avons été en présence d'une
sorte de complication carcinomateuse véritable, survenant dans
une tumeur qui dans tous les autres points méritaient, comme
nous l'avons dit, le nom de *Myxosarcome*.

La fig. 5 qui a été dessinée d'après une préparation de la
partie demi-molle de la tumeur, montre 1° des amas épithéliaux d'origine glandulaire entourés d'une partie plus claire
constituée par une substance fondamentale amorphe ou
finement granuleuse.

Dans cette substance fondamentale, se rencontrent de nombreux éléments qui d'un côté deviennent fusiformes ou étoi-

les comme les éléments du tissu muqueux. Dans une portion voisine les noyaux s'entourent d'une zone plus claire et constituent comme de petites cellules cartilagineuses. On voit sur cette figure, que sur un même point de la tumeur, il y a d'un côté tendance à la formation du myxome de l'autre tendance à la formation du cartilage.

OBSERVATION III.

M. B..., âgé de 62 ans, habitant les environ de Paris portait depuis vingt ans dans la région parotidienne droite une tumeur qui présentait, au moment de l'opération le volume d'un petit œuf.

Cette tumeur s'était développée d'une façon à peu près uniforme depuis le début jusqu'au mois de juillet 1875, sans jamais occasionner la moindre douleur, cependant dans les six derniers mois qui ont précédé l'opération, son dévoloppement paraît avoir été un peu plus rapide ; en même temps se sont montrées quelques douleurs surtout pendant la mastication. Pas d'engorgement ganglionnaire.

L'opération a été pratiquée par M. Benj. Anger, chirurgien de l'hôpital Saint-Antoine le 30 janvier 1876; la tumeur était superficielle et ne paraissait pas faire corps avec la glande parotide.

Monsieurs Benj Anger a eu l'obligeance de me confier cette tumeur. J'ai pu en faire l'examen anatomique au laboratoire d'histologie du collège de France.

Examen macroscópique. — Cette tumeur qui a la forme et le volume d'un gros œuf de pigeon, présente à la coupe deux portions bien distinctes. A l'une des extrémités se trouve une portion ovoïde elle aussi, qui, dure et résistante au toucher, crie sous le scalpel, et présente une surface de section lisse, gris bleuâtre et demi-transparente dans la plus grande partie de son étendue. Elle a tout à fait l'aspect du cartilage.

Ce cartilage est divisé en trois ou quatre petits ilôts par des tractus fibreux qui venant de la portion voisine, pénètrent par un seul point dans la portion cartilagineuse, et de là semblent s'irradier pour diviser en lobules la partion cartilagineuse de la tumeur.

La seconde portion plus molle est plus volumineuse que la portion cartilagineuse qui par les 2/3 de sa circonférence se trouve comme enchassée dans cette portion molle.

Celle-ci moins dure, moins résistante au toucher et à la coupe, est d'un aspect grisâtre, spongieux, elle a une consistance élastique bien moins prononcée cependant que celle du cartilage. Elle paraît contenir une grande quantité de tissu fibreux.

Examen microscopique. — La première portion, que j'appellerai portion dure, contient une grande quantité de tissu fibreux, au milieu duquel se voient des éléments cartilagineux, assez rares. Dans d'autres points le tissu fibreux semble devenu tout à fait amorphe. Dans ces parties, à peine si, de loin en loin on rencontre quelques rares éléments cartilagineux ; toutes ces parties contiennent un grand nombre d'éléments de forme mal définie qui presque tous sont en dégénérescence granulo-graisseuse.

Dans d'autres portions enfin la substance fondamentale amorphe, contient à peine quelques éléments fusiformes ou étoilés. En ces points elle est comme marbrée, par des amas, des traînées de substance jaune, granuleuse.

La deuxième portion présente un aspect bien différent. On trouve des amas de cellules polyédriques, volumineuses présentant au gros noyau de 8 à 10 µ de diamètre. Ces cellules sont pressées les unes contre les autres, en grand nombre dans ces amas qui affectent les formes les plus irrégulières ; la forme qui domine ici est la forme tubulaire. Ou bien d'un amas plus ou moins arrondi partent des prolongements en forme de tube qui se terminent soit en pointe, soit en massue. Ces amas et ces tubes sont de volumes très-variables. Nous en trouvons qui ont en diamètres 0ᵐ50, 0ᵐ40 centièmes de millimètre et même jusqu'à près d'un millimètre de longueur, leur largeur en général de 8, 10, 15 centièmes de millimètres.

Ces amas et ces tubes sont séparés les uns des autres par des tractus qui à un faible grossissement, paraissent être constitués par du tissu fibreux.

A un plus fort grossissement ce tissu interstitiel est constitué par des cellules fusiformes, contenant un noyau également fusiforme, le grand diamètre de ces éléments est dirigé suivant le sens longitudinal des travées qu'ils constituent. Ce tissu a tout à fait l'aspect du sarcome fasciculé (tissu fibro-plastique).

Dans d'autres points, les amas épithéliaux présentent une forme plus arrondie. Ils sont contenus dans des alvéoles que forment le tissu interstitiel. Si ce dernier, au lieu d'être constitué par des éléments fusiformes, était du tissu fibreux, cette partie de la tumeur pourrait être considérée comme un véritable carcinome.

Je rapprocherai de cette observation, l'observation II du Mémoire de Bauchet.

OBSERVATION IV.

(Mém. de Bauchet, *loc. cit.*). — Tumeur de la parotide.
(Obs. de M. Robert.)

Au n° 273 de l'hôpital Beaujon, service de M. Robert, est couchée la nommée Constance Disteldorft, âgée de trente-cinq ans.

Elle s'aperçut en 1845 qu'elle portait dans la région parotidienne une tumeur du volume d'un haricot. Depuis cinq ans une frayeur pendant l'écoulement menstruel l'avait rendue sourde.

Le 22 décembre 1850, M. Robert pratique l'extirpation de la tumeur de la manière suivante : A 1 centimètre environ au-dessous du lobule de l'oreille, on fait une incision elliptique, dont la branche postérieure remonte plus haut que l'antérieure, et qui est parallèle au lobule de l'oreille. De la partie moyenne de cette incision courbe, part une autre incision qui descend verticalement le long du bord postérieur de la branche verticale du maxillaire inférieur ; on relève les lambeaux, et l'on dissèque facilement la tumeur.

L'examen de la pièce a été fait par M. Robin qui a trouvé du tissu *fibro-plastique*, au milieu duquel on observe des *culs-de-sacs glandulaires*. M. Robert a revu la malade le 25 juin 1851. Santé parfaite. Pas de trace de réapparition de la tumeur ; hémiplégie faciale persistante.

CHAPITRE IV

ORIGINE ET NATURE DES TISSUS QUI CONSTITUENT LES TUMEURS COMPLEXES DE LA PAROTIDE.

En lisant les observations qui précèdent, on a pu voir que le tissu qui compose ces tumeurs présente des formes bien diverses.

Le tissu fibreux plus ou moins modifié qui en forme la substance fondamentale et les éléments cellulaires qui y sont contenus peuvent, par leur disposition variable, représenter plusieurs types de tumeurs bien différentes les unes des autres.

C'est ainsi que sur la tumeur examinée par M. Monod,

avec du myxôme nous avons rencontré des points où les éléments cellulaires affectaient la disposition du sarcome.
(Obs. 2, fig. 5.)

Sur la pièce qui m'a été donnée par M. Benj. Anger tout le
tissu fibreux était remplacé par des éléments fusiformes se
touchant tous et régulièrement disposés ; on pouvait appliquer à ce tissu la description du sarcome fasciculé. (Tumeur
à cellule fibro-plastique de Lebert.

Dans d'autres points, nous trouvons le tissu fibreux adulte
ou bien les diverses variétés de cartilage.

Si nous examinons des tumeurs dans lesquelles prédomine
l'élément épithélial, on peut rencontrer sur des préparations
des parties qui ont tout à fait l'aspect de l'épithélioma lobulé
ou tubulé (voir fig. 3).

D'autres fois la substance fondamentale et les amas cellulaires affectent, en certains points, la disposition du carcinome alvéolaire.

Toutes ces dispositions peuvent quelquefois se rencontre
sur une même tumeur.

En raison de leur nature complexe, il nous est difficile de
faire rentrer ces tumeurs dans les catégories déjà établies par
es auteurs.

Cependant tous les tissus qui les composent peuvent être
réunis en deux classes bien distinctes.

1° Les tissus de nature conjonctive :
2° Les tissus de nature épithéliale.

Il faut donc voir d'abord quelle est l'origine et le développe-
pement des tissus de nature conjonctive, des tissus d'origine
épithéliale.

Prenant ensuite la tumeur dans son ensemble nous étu-
dierons sa marche, son développement et nous pourrons ainsi
nous éclairer sur la véritable nature de ces tumeurs complexes.

1° *Tissus de nature conjonctive.* — Je n'ai pas besoin de dire que les parties constituées par le tissu muqueux, cartilagineux ou par du tissu fibreux aux diverses phases de son développement ont pour origine le tissu fibreux interstitiel de la glande.

2° *Tissus de nature épithéliale.* — Tous les auteurs ne sont pas d'accord sur l'origine de ces parties constituées par de l'épithélium.

Paget (1) qui avec l'enchondrome a souvent rencontré ces productions nouvelles les a ainsi décrites : « Les tissus qui se trouvent mélangés avec le cartilage sont, je crois, jusqu'ici de nature incertaine. Dans cinq cas, j'ai trouvé que le plus souvent ils présentaient une structure lobulée, en grappes, avec un tissu d'apparence fibreuse, entourant des espaces remplis de noyaux et de cellules. — Ces espaces enclos ressemblent tellement aux acini d'une glande conglomérée qu'ils paraissent confirmer l'opinion qu'on pourrait se faire d'après leur aspect général, c'est-à-dire qu'ils sont une imitation du tissu glandulaire. »

Les cellules ont les traits généraux des cellules glandulaires : « Elles sont généralement petites, rondes ou ovales, aplaties presque granulées avec des noyaux pellucides contenant des nucléoles. Elles constituent ou une doublure épithéliale mince des espaces que j'ai mentionnés, ou bien elles sont rassemblées à leur intérieur. Ou bien, elles peuvent être irrégulièrement groupées dans toute la tumeur, et, dans tous les cas, de nombreux noyaux libres sont mélangés avec elles. Ces cellules présentent en outre des variétés ; elles sont quelquefois anguleuses, portent des prolongements, sont plus ou moins amincies, présentent la forme de queues. » Paget leur attribue une origine glandulaire. Mais il se demande si c'est

(1) Paget. Traité des tumeurs, p. 204. Trad. tirée du Mém. de Dolbeau.

la glande parotide ou bien les ganglions parotidiens qui en sont le point de départ.

Virchow (1) dit qu'il n'est pas rare de rencontrer l'enchondrome myxomateux combiné avec le cancer et le cancroïde. Il donne (p. 518), la description suivante de ces tissus annexés à l'enchondrome. « L'examen microscopique montre constamment un réseau extraordinairement apparent, dont les tractus sont tantôt plus fibreux, tantôt plus muqueux, tantôt même cartilagineux ; les mailles qu'ils circonscrivent sont remplies d'un amas étroit de cellules épithéliales. Il n'est pas rare de voir ces cellules agencées comme dans le cancroïde, en longues traînées ou bouchons et affectant ainsi à un haut degré une disposition glanduliforme. »

Ces amas épithéliaux seraient, pour Virchow (2), d'origine conjonctive, le tissu glandulaire n'entrerait pour rien dans leur formation. « Je vois ici, dit-il, la même marche de développement que dans le cancroïde. Les cellules du cartilage, des tissus conjonctifs et muqueux grossissent et se segmentent, leur prolifération donne lieu à de petits groupes ou amas de cellules ; ceux-ci se confondent peu à peu les uns dans les autres et il en résulte de grandes alvéoles cylindriques ou ramifiées. »

M. Robin a décrit de pareilles productions épithéliales sous le nom d'hétéradénomes.

Dans la neuvième observation du mémoire de Bouchet, observation publiée sous le titre d'*hypertrophie de la parotide avec production énorme d'épithélium*, on trouve une longue note dans laquelle M. Verneuil a étudié dans tous leurs détails les productions épithéliales.

« Si on examine à la loupe, dit M. Verneuil, cette matière grumeleuse, on reconnaît la configuration extérieure des acini groupés comme les lobules floraux d'un chou-fleur. A

(1) Virchow. Traité des tumeurs, p. 517.
(2) Path. des tumeurs, t. I, p. 517.

un grossissement de 25 ou 30 diamètres, on distingue encore des masses arrondies assez régulières et à contours assez nets. »

Plus loin l'auteur ajoute : « Mais la paroi glandulaire a disparu, comme atrophiée par le développement excessif de l'épithélium contenu. »

Ces productions épithéliales, d'après M. Verneuil, auraien donc pour point de départ les culs-de-sac glandulaires eux-mêmes et non le tissu conjonctif interstitiel.

Sur toutes les tumeurs de ce genre que nous avons examinées, nous avons pu nous convaincre, en étudiant différents points de la pièce, que ces productions épithéliales avaient bien pour point de départ les culs-de-sac glandulaires.

Pour bien constater l'origine de ces tissus qui affectent le plus souvent des formes si différentes de la glande, il ne faut pas se borner à examiner seulement un point de la tumeur, même quand le tissu présenterait à l'œil nu une texture homogène.

Si l'on se contentait de cet examen superficiel, il pourrait se faire que les portions examinées eussent acquis par le fait seul du développement des caractères très-différents de ceux de la glande normale ; il serait alors impossible d'affirmer l'origine glandulaire des masses épithéliales qu'on a sous les yeux. Mais en pratiquant des coupes dans différentes parties de la tumeur, en examinant ces coupes à de faibles grossissements, il sera toujours possible de trouver des portions où, les acini de la glande, quoique déjà modifiés, ont conservé leur forme et les rapports qu'ils affectent entr'eux sur une glande normale.

C'est ainsi que l'on trouvera de petits groupes de cinq ou six culs-de-sac, dont la coupe est arrondie ou ovalaire, les espaces fibreux qui les séparent sont à peine plus développés qu'à l'état normal. Mais ces culs-de-sac, quoiqu'ayant conservé leur forme, ont déjà perdu leur structure ; la lumière centrale a disparu ; leur cavité est remplie de cellules qui elles-mêmes ont perdu tous les caractères des cellules normales.

Mais à mesure que l'épithélium s'accumule dans les culs-de-sac, leur forme change ; ils deviennent beaucoup plus volumineux, irréguliers ; la membrane militante disparaît, enfin le tissu fibreux s'hypertrophiant à son tour, les culs-de-sac au lieu d'être presque en contact se trouvent séparés par des espaces souvent très-larges, constitués par du tissu fibreux plus ou moins modifié. Nous avons vu sur nos prépations que ce tissu contenait non-seulement des amas cellulaires plus ou moins arrondis ou polygonaux, mais en outre, des traînées, des tubes terminés en pointe ou en massue, remplis de cellules épithéliales.

Ces tubes épithéliaux peuvent provenir de deux sources bien distinctes. Quelqufois, ce sont des canalicules dans lesquels l'épithélium a proliféré et les a remplis complètement. Ces canalicules sont élargis, devenus variqueux en certains points, distendus par l'accumulation des cellules dans leur intérieur. Mais on trouve des tubes qui ont une autre origine. Ces derniers proviennen t du bourgeonnement des culs-de-sac remplis de cellules. On pourrait dire cependant que ces productions tubulaires qui semblent provenir des culs-de-sac, sont leurs canalicules excréteurs qui s'abouchaient dans le cul-de-sac sur la glande saine. Nous l'aurions cru si nous n'avions trouvé sur nos préparations que des amas arrondis munis d'un seul prolongement tubulaire. Mais nous avons pu observer, en particulier sur la pièce qui nous a été donnée par M. B. Anger, des amas cellulaires d'où partaient trois, quatre, cinq prolongements tubulés. Dans ce dernier cas, pour qu'on pût attribuer ces prolongements à des canalicules, il faudrait supposer qu'à l'état normal, plusieurs de ces conduits viennent s'aboucher dans un même cul-de-sac de la glande. Nous n'avons pas besoin de dire qu'il est loin d'en être ainsi.

Comme on le voit, dans le développement de ces tumeurs, il se passe un phénomène jusqu'à un certain point comparable au développement de la glande. Chaque cul-de-sac dis-

, tendu par les cellules épithéliales en prolifération peut être comparé à l'amas de cellules, qui, chez le fœtus, est l'origine de la parotide. Les prolongements tubulés que nous rencontrons sur nos tumeurs, nous rappellent les prolongements qui, chez le fœtus, se détachent par bourgeonnement de la masse épithéliale primitive. Comme sur la glande en voie de développement, nons voyons ces tubes cellulaires se renfler à leurs extrémités, comme si de nouveaux acini allaient se développer. En résumé, il semble que sous l'influence du travail morbide qui se fait dans la parotide chaque cul-de-sac repasse à l'état fœtal, et se comporte comme s'il allait devenir le point de départ d'une glande nouvelle.

En résumé, nous voyons que, dans une première période, le processus qui agit tout d'abord sur le tissu fibreux interstitiel de la glande amène une prolifération de l'épithélium glandulaire.

Dans une seconde période, en même temps que le tissu interstitiel s'accroît, les culs-de-sac, les canalicules s'allongent, augmentent de volume ; la membrane limitante tend à disparaître.

Enfin, une fois que la membrane limitante a disparu, de ces amas épithéliaux partent des prolongements qui pénètrent les tissus voisins. C'est dans les points où l'on trouve une pareille disposition que la tumeur ressemble absolument à l'épithélioma tubulé.

Je crois, par ce qui précède avoir suffisamment démontré l'origine glandulaire de ces productions épithéliales dans les tumeurs mixtes de la parotide. On pourrait cependant me faire une objection sérieuse, c'est que beaucoup de tumeurs, surtout des enchondromes avec lesquels on rencontre en grande quantité de ces productions épithéliales, semblent ne point faire partie de la glande parotide elle-même ; une enveloppe fibreuse les sépare de la glande qui, au moment de l'opération, a paru parfaitement normale.

est si nettement séparée de la parotide, puisque cette dernièrc
paraît complètement saine, comment attribuer à ce tissu
annexé à l'enchondrome une origine glandulaire? Ne vau-
drait-il pas mieux supposer avec Virchow, que ces éléments
cellulaires sont le résultat de la prolifération des éléments
fibreux ou cartilagineux ?

Au premier abord cette question peut paraître embarras-
sante ; cependant il nous semble facile de la résoudre. Quand
j'ai dit que les productions épithéliales, qui viennent compliquer les tumeurs de la parotide, étaient d'origine glandulaire,
je n'ai pas voulu dire par cela que la glande dans son entier se
modifie pour prendre part à leur formation. Je dirai plus,
il est rare de ne pas rencontrer, même avec les tumeurs les
plus volumineuses, des parties de la parotide qui ont encore
conservé toute leur intégrité. Si l'on étudie comment ces tumeurs se développent, on voit qu'elles débutent par un petit
nodule dur, résistant, qui le plus souvent est mobile sous la
peau. Ainsi donc, au début, la production nouvelle n'envahit
qu'un petit lobule ou du moins un département très-restreint
de la glande. Mais ce petit lobule contient, et du tissu fibreux
et des culs-de-sac glandulaires; il peut s'isoler du reste de la
glande qui, désormais, restera parfaitement étrangère au développement de la tumeur. Mais les éléments fibreux et glandulaires qu'il contient prolifèrent, et ainsi peut se former une
grande quantité d'épithélium qui a pour origine les quelques
acini emprisonnés au début dans la tumeur.

Il se passe ici un phénomène analogue à ce qu'on observe
pour certains adénomes de la mamelle qui peuvent acquérir
un volume considérable et qui cependant ne tiennent plus au
reste de la glande encore saine que par un pédicule très-
étroit.

CHAPITRE V.

DÉVELOPPEMENT.

Maintenant que nous sommes fixés sur la nature et l'origine des tissus qui constituent les tumeurs complexes de la parotide, il nous reste à voir comment elles se développent. Nous avons déjà dit qu'on trouvait presque toujours avec ces tumeurs un noyau plus ou moins volumineux fibreux ou fibro-cartilagineux. Le cartilage précède-t-il les autres tissus qui composent la tumeur ou bien se développe-t-il consécutivement?

Bauchet a vu dans certains cas plusieurs masses cartilagineuses disséminées dans la substance d'une tumeur hypertrophique ; il en a conclu que les adénomes parotidiens pouvaient devenir le point de départ du chondrome (Broca. art. *adénome.* dict. encyclopédique. p. 747). « Mais, dit M. Broca, je ferai remarquer que l'hypertrophie glandulaire pourrait fort bien n'être qu'une complication provoquée par la présence des chondromes. » En étudiant les nombreuses observations que nous avons euessous les yeux, nous avons pu nous convaincre que c'était presque toujours par ce tissu d'origine conjonctive que la tumeur débutait. En effet, comme nous le verrons en étudiant la marche de ces tumeurs, c'est presque toujours par un petit nodule dur et résistant qu'elles débutent. Si cette petite tumeur primitive a commencé par un lobule profondément situé, elle est comme enchâssée dans la glande et ne présente que très-peu de mobilité.

Si, au contraire, elle s'est développée dans un des lobules superficiels de la glande, elle est mobile au début et roule sous le doigt.

Cette mobilité de la tumeur peut persister longtemps, mais le plus souvent il arrive qu'en augmentant de volume, elle finit par s'immobiliser.

Quant au développement des tissus qui viendront plus tard s'annexer au cartilage, nous pouvons nous demander quelle en est la cause.

Nous pouvons supposer : ou bien que l'irritation qui tout d'abord s'était limitée à un lobule, se propage aux lobules voisins, mais qu'en se propageant elle devient plus vive, qu'elle agit alors sur le tissu glandulaire épargné, en quelque sorte, jusqu'ici, et qu'alors se développent les productions épithéliales que nous avons décrites plus haut.

Ou bien, le développement des parties molles serait dû à une irritation de voisinage produite dans la glande environnante par le noyau cartilagineux primitivement développé. C'est cette dernière opinion qui a été adoptée par Cornil et Ranvier. D'après ces auteurs tout enchondrome de la parotide détermine une prolifération de l'épithélium glandulaire. Cette manière de voir est juste jusqu'à un certain point ; il est certain que le noyau cartilagineux, primitivement développé, agit par sa présence même sur le développement ultérieur des autres tissus.

Pour les cas où autour du cartilage on trouve une faible partie de la glande hypertrophiée, on peut adopter dans son entier l'opinion de M. Ranvier. Mais quand la portion constituée par des tissus sarcomateux ou épithéliaux est très-considérable par rapport au cartilage, je ne crois pas qu'on doive attribuer le développement à une action de voisinage.

Je crois, comme nous le verrons plus loin, qu'il se passe alors dans la glande un travail hypertrophique spécial, qui ne doit pas être entièrement attribué à la présence seule du cartilage.

Il nous resterait à examiner maintenant, dans lequel des deux tissus fibreux ou glandulaire le nodule primitif a débuté.

Sans doute, au début, la tumeur est le plus souvent dure, résistante, s'accroît très-lentement ; il s'agit là, certainement d'une tumeur dans laquelle prédomine l'élément fibreux ou cartilagineux, et qui paraît avoir pour origine le tissu interstitiel de la glande. On pourrait se demander cependant si l'irritation n'a pas débuté par les culs-de-sac, d'un petit lobule glandulaire, et si de là cette irritation ne s'est pas transmise au tissu fibreux enveloppant.

En un mot, on peut se demander si au début la tumeur n'a pas été un petit adénome avec prédominance du stroma fibreux, stroma fibreux qui, dans la suite, se transformerait en tissu fibro-cartilagineux ou cartilagineux. Comme il est rare d'observer les tumeurs à cette période, je pense qu'il est difficile de résoudre cette question. Je crois bien faire cependant en faisant remarquer qu'il y a là encore un point intéressant à éclaircir dans l'étude des tumeurs de la parotide.

CHAPITRE VI.

CLASSIFICATION DE CES TUMEURS.

Comme nous venons de le voir, les tissus qui entrent dans la composition de ces tumeurs complexes de la parotide, se développent, les uns aux dépens du tissu fibreux, les autres aux dépens de l'épithélium glandulaire.

Tantôt ces deux tissus se trouvent en quantité égale sur la même tumeur ; tantôt l'un des deux prédomine. Est-ce à dire que dans ces deux cas nous avons affaire à des tumeurs de nature différente ? Nous ne le croyons pas ; car nous avons pu examiner des tumeurs, sur certains points desquelles prédominait le tissu fibreux normal ou modifié, sur d'autres les productions épithéliales.

Il nous faut voir cependant comment nous pouvons classer ces tumeurs, et s'il n'est pas possible de leur donner une désignation moins vague que celles de tumeurs complexes.

Si nous nous en tenons seulement aux données de l'examen histologique, en raison des tissus si nombreux et si différents es uns des autres qui composent ces tumeurs, nous serions

obligés, ou bien de leur donner un nom composé qui dési-
gnerait ces divers tissus, ou bien, ne tenant compte que du
tissu qui prédomine, leur donner le nom de ce dernier.

Dans le premier cas, le nom composé que nous lui donne-
rions serait tout aussi vague que celui de tumeurs complexes,
et ne nous éclairerait pas davantage sur la nature de ces
tumeurs.

Si, au contraire, nous lui appliquons la désignation du
tissu prédominant ou celle du tissu primitivement développé,
enchondrome ou fibrome, nous sommes obligé de négliger
tout le reste. C'est peut-être parce qu'on n'a pas assez tenu
compte de la nature complexe de ces tumeurs, que, suivant
les auteurs, nous les trouvons décrites sous des noms si
différents.

C'est ainsi que, dans un récent fascicule de la Pathologie
de Follin, nous trouvons désignées sous le nom de sarcomes,
de sarcomes mixtes, de cysto-sarcomes, des tumeurs, dont
la description peut s'appliquer aux tumeurs que nous venons
d'analyser.

Billroth (1) décrit, sous le nom d'adéno-sarcomes, des
tumeurs analogues ; il a bien reconnu leur nature complexe.
« L'examen histologique de ces tumeurs, dit-il, donne le
résultat suivant : Elles sont composées dans leurs parties
molles de cellules fusiformes et de cellules étoilées ; la substance intercellulaire manque complètement, ou bien elle s'y
trouve en faible quantité et est de nature fibreuse, muqueuse
ou cartilagineuse. On y rencontre aussi des éléments glandulaires de nouvelle formation, des kystes, etc. » Plus loin,
le même auteur ajoute : « Dans des cas plus rares, toute la
tumeur est principalement composée de tissu cartilagineux ;
cependant le tissu sarcomateux n'y manque jamais complètement. »

On voit bien, d'après la description qui précède, qu'il s'agit

(1) Billroth. Path. chirurg. générale. Trad. Culman et Sengel, 1868,
p. 744.

de tumeurs analogues à celles que nous appelons tumeurs complexes ; mais on voit aussi que cette désignation d'adéno-sarcome n'est pas suffisante, puisqu'elle laisse de côté toutes les néoformations fibreuses ou cartilagineuses.

Certainement il est des cas où les néoformations d'origine fibreuse prédominent, et l'on pourrait alors négliger les néo-formations glandulaires et donner à la tumeur le nom de chondrome, de myxochondrome de la parotide.

Cette classification cependant n'est qu'artificielle, car, si la tumeur n'est pas enlevée, les tissus d'origine glandulaire qui, pendant longtemps, n'ont constitué qu'une partie minime de la tumeur, peuvent, à un moment donné, acquérir un déve-loppement énorme. Alors le cartilage ou le fibro-cartilage qui, au début, constituait la partie essentielle de la tumeur, ne constitue plus qu'une faible portion du volume total.

Si donc nous ne pouvons faire rentrer ces tumeurs dans aucune des catégories déjà établies par les auteurs, devons-nous, à l'exemple de Bauchet (1), les désigner simplement sous le nom d'hypertrophies ?

Sans doute Bauchet avait bien remarqué la nature complexe de ces tumeurs, puisque, dans sa classification, il dit que les hypertrophies peuvent être glandulaires, épithéliales, fibreu-ses, cartilagineuses, graisseuses, ou constituées par du tissu fibro-plastique.

Je crois cependant que ce mot d'hypertrophie, employé seul pour désigner ces tumeurs, peut nous induire en erreur, car il existe une hypertrophie vraie de la parotide (2), hypertrophie dans laquelle la glande augmente de volume en conservant, et du côté du tissu fibreux et du côté des culs-de-sac, sa structure normale.

Ces cas sont rares, il est vrai ; mais enfin on en a rencon-

---

(1) Bauchet. Des hyper. de la parot., *loc. cit.*

(2) J'entends par là une tumeur hypertrophique qui présente tous les caractères de la glande normale.

tré. M. Broca en cite deux exemples dans son article *Adénome* du Dictionnaire encyclopédique.

L'observation 5 et l'observation 8 du mémoire de Bauchet paraissent être des cas d'adénomes vrais. Si je n'ai point observé de pareilles tumeurs sur la parotide même, tumeur qui d'ailleurs est très-rare, j'ai pu, sur des préparations qui m'ont été prêtées par M. Ranvier, étudier un adénome de la glande sous-maxillaire. Sur ces préparations, les culs-de-sac avaient conservé la même forme, le même épithélium, que sur la glande normale; leurs rapports n'étaient point changés (obs. IX); mais, dans les tumeurs que nous étudions, la glande est loin d'avoir conservé sa structure normale.

M. Verneuil, dans une note que nous avons déjà citée (1), a bien vu que les culs-de-sac glandulaires étaient considérablement déformés par la prolifération épithéliale; aussi propose-t-il de donner à de pareilles tumeurs le nom d'adénome épithélial parotidien ou d'hypertrophie glandulaire épithéliale.

Cette dernière dénomination a l'avantage d'indiquer que les productions épithéliales diffèrent du cancer; mais elle laisse complètement de côté les tissus nouveaux, d'origine conjonctive.

Cependant, je dois le dire, les tumeurs complexes doivent être considérées comme une hypertrophie, mais une hypertrophie portant à la fois sur le tissu fibreux et sur les culs-de-sac de la glande.

Cette hypertrophie n'agit pas également sur ces deux tissus, de sorte que la glande, en augmentant de volume, perd complètement sa structure.

Au début, et pendant un temps plus ou moins long, suivant les cas, le travail hypertrophique semble porter surtout sur l'élément fibreux; mais ce travail étant alors extrêmement lent, les néoformations conjonctives ont le temps de s'orga-

(1) Mém. de Bauchet, obs. IX.

niser, de suivre ainsi toute la série des tissus d'origine conjonctive, depuis le sarcome jusqu'au tissu fibreux, jusqu'au cartilage.

Mais il vient un moment où l'irritation hypertrophique envahit les lobules voisins de la tumeur primitive ; cette dernière semble, par sa présence même, rendre cette irritation plus vive. L'élément glandulaire est alors atteint à un plus haut degré qu'au début. Les cellules prolifèrent très-activement, les culs-de-sac perdent bientôt leur membrane limitante, et, comme dans les tumeurs décrites par M. Broca sous le nom de polyadénomes, « la masse épithéliale, privée d'enveloppe, se trouve en contact avec les tissus environnants, et fait irruption au milieu d'eux (1). »

Ces masses épithéliales réagissent à leur tour sur le tissu interstitiel, déterminent un travail hypertrophique beaucoup plus actif que dans le nodule primitif de la tumeur ; alors le tissu conjonctif, au lieu d'arriver aux degrés supérieurs de son organisation, conserve ses formes embryonnaires, et c'est ainsi que nous trouvons, dans la tumeur du sarcome, du sarcome fasciculé, du tissu muqueux. Malgré cela, même dans les tumeurs qui ont augmenté le plus rapidement, on trouve des points où le tissu fibreux de nouvelle formation présente une organisation complète, ce qui nous prouve que les portions embryonnaires de la tumeur ont une certaine tendance à s'organiser en tissus adultes.

Ce dernier fait est important, car il nous explique comment des tissus de structure si différente peuvent se rencontrer sur une même tumeur.

En résumé, nous pouvons dire que ces tumeurs complexes sont le résultat d'une hypertrophie, mais d'une hypertrophie spéciale portant inégalement, suivant la période de développement, sur les culs-de-sac glandulaires ou sur le tissu fibreux interstitiel.

---

(1) P. Broca. Trait. des tumeurs, t. II, p. 507.

Nous voyons encore que nous pouvons adopter la dénomination de *tumeurs hypertrophiques complexes de la parotide*.

CHAPITRE VII.

MARCHE ET SYMPTÔMES.

Marche. — Le caractère principal de ces tumeurs c'est un developpement excessivement lent. Elles mettent dix, quinze vingt et même plus de trente ans pour acquérir un volume qui, tantôt, ne dépasse pas le volume d'un œuf, qui, d'autres fois, au contraire, atteint des dimensions considérables. Ces tumeurs volumineuses se rencontrent surtout chez les vieillards ; mais elles ont presque toujours débuté avant l'âge de 30 ans. J'ai trouvé soit dans la thèse de Bérard (1), soit dans les mémoires de Bauchet (2) et de M. Dolbeau (3), soit dans d'autres recueils un grand nombre d'observations de tumeurs que, d'après leurs caractères macroscopiques ou microscopiques, j'ai cru pouvoir considérer comme analogues aux tumeurs qui font l'objet de ce travail.

J'ai pu constater que, malgré leur marche lente, ces tumeurs présentaient deux modes de développement bien distincts.

Les unes se développent lentement, peu à peu, progressivement, et arrivent ainsi à un volume plus ou moins considérable.

Mais dans d'autres cas la marche de la tumeur est bien différente. Le malade porte déjà la tumeur depuis fort longtemps; elle a acquis peu à peu le volume d'une noix, d'un petit œuf en un an, deux ans, trois ans, puis elle est restée stationnaire ; comme il n'y a pas de douleur, pas de gêne du côté de

(1) Thèse de concours, 1844.
(2) *Loc. cit.*
(3) *Loc. cit.*

la mastication, le malade conserve ces tumeurs qui, pour lui, ne constituent qu'une simple difformité souvent peu apparente à cause de la barbe. Puis, tout à coup, dans l'espace d'un an, dix-huit mois, deux ans, la tumeur acquiert un volume considérable.

Nous avons pu recueillir dans la thèse de Bérard, dans les mémoires de Bauchet et de M. Dolbeau 12 observations dont on trouvera le résumé à la fin de ce travail.

Dans ces 12 observations, le fait d'une tumeur restant longtemps stationnaire et prenant tout à coup un développement rapide a été très-bien observé.

Un des exemples les plus frappants de cette particularité est le malade que nous avons pu observer pendant notre internat dans le service de M. le professeur Broca (obs. 2). La tumeur avait débuté trente-cinq ans avant l'époque où nous avons vu le malade. Un an auparavant, c'est-à-dire en 1873, elle n'avait encore que le volume d'un œuf de pigeon ; ce n'est que dans le dernier mois qu'elle a acquis le volume énorme qu'elle présentait au moment de l'opération (16 centim. dans le sens vertical, 14 dans le sens transversal).

Cette poussée, ce développement brusque est quelquefois indolore ; mais souvent il s'accompagne de douleurs névralgiques, quelquefois tellement vives et persistantes que le malade réclame instamment l'ablation de sa tumeur.

Ce développement brusque peut survenir sans cause appréciable ; mais d'autres fois c'est après un coup, une chute, après l'application intempestive de médicaments irritants que l'on voit ces tumeurs augmenter rapidement de volume. Dans un cas dont nous donnons plus loin l'observation résumée un coup de bistouri a amené quelque temps après une augmentation rapide.

Cet accroissement, pour ainsi dire subit, dans certaines tumeurs de la parotide n'avait point échappé aux observations. Nous lisons dans la thèse de Masse (1) : « Souvent la tumeur, après être restée stationnaire pendant un temps plus ou moins long, après une sorte de halte, prend tout à coup un développement rapide. »

D'après M. Desprès, cette marche rapide s'observait surtout sur les enchondromes présentant les caractères de ces tumeurs que Virchow a décrites sous le nom d'enchondromes muqueux.

Devons-nous considérer les tumeurs qui, à un moment donné, présentent un accroissement rapide, comme différentes de celles dont le développement est progressif ? Je ne le crois pas. Car toutes les deux présentent des tissus analogues, les uns d'origine conjonctive, les autres d'origine glandulaire. Nous dirons cependant que, dans les premières, les tissus d'origine conjonctive, se montrent surtout sous la forme de sarcome ou de myxome (obs. 2).

Tandis que sur les tumeurs à marche progressive on rencontre surtout le tissu fibreux parfait et le cartilage.

Dans les deux cas, en effet, c'est sous l'influence du même travail hypertrophique que se développe la tumeur.

Quand la tumeur s'accroît progressivement, on peut supposer qu'elle a débuté dans un lobule profond, et qu'alors dès le commencement l'irritation s'est fait sentir dans les parties voisines de la glande. Quand la tumeur se développe brusquement, on peut supposer qu'elle a débuté dans un lobule superficiel et qu'alors l'irritation hypertrophique n'a pu se transmettre que plus tard au reste de la glande, soit spontanément, soit sous l'influence d'une cause extérieure.

Symptômes. — Au début, les tumeurs de la parotide se montrent le plus souvent, sous forme d'un petit nodule, dur, résistant, arrondi ou légèrement bosselé. Cette petite tumeur peut se développer dans tous les points qu'occupe la glande

(1) Masse. De l'enchondrome de la région parotidienne et de son traitement. Th. de Paris, 1868.

parotide. C'est ainsi qu'on la rencontre, soit dans le voisinage de l'apophyse mastoïde, soit immédiatement sous le lobule de l'oreille qu'elle soulève plus ou moins suivant son volume. Ce point est un des siéges les plus fréquents de la tumeur.

On peut voir encore la tumeur débuter au niveau de l'angle de la machoire, ou même sur le masséter ; c'est alors la parotide accessoire qui en est le point de départ.

Ce petit nodule primitif, s'il s'est développé dans les parties superficielles de la glande est mobile et roulant sous le doigt ; c'est ce qui a pu faire croire que la tumeur se développait dans le ganglion superficiel de la région parotidienne. D'autres fois, la tumeur ayant pour point de départ un des lobules profonds de la glande paraît moins circonscrite et présente un dégré de mobilité beaucoup moindre que dans le premier cas.

Quand la tumeur s'est accrue, qu'elle a acquis le volume d'un œuf de poule ou d'un œuf de dinde, elle peut conserver encore sa forme arrondie et ne présenter que de légères bosselures. Sa consistance peut encore être égale partout ; et cependant, déjà elle n'est plus en entier constituée par du cartilage ; des productions fibreuses et épithéliales sont déja venues s'annexer au lobule primitif; mais comme ce tissu nouveau présente encore au début une consistance assez ferme, il est difficile d'apprécier à travers les téguments une différence entre la consistance de la portion cartilagineuse et celle de la portion fibreuse.

Quand la tumeur est devenue très-volumineuse, qu'elle a acquis la grosseur du poing ou de la tête d'un fœtus, elle ne reste point limitée à la région parotidienne. Elle envahit la région massétérine, en arrière elle peut recouvrir l'apophyse mastoïde et descendre beaucoup plus bas que l'angle de la mâchoire. En même temps, elle fait une saillie le plus souvent conique et présente à sa surface des bosselures qui ont, en général, le volume d'une noisette ou d'une noix.

De ces bosselures, les unes sont dures, résistantes, d'autres présentent une mollesse extrême. Enfin, on en trouve qui sont manifestement fluctuantes. Ces dernières peuvent être constituées par des kystes développés dans la tumeur. Il ne faut pas croire cependant que la fluctuation soit l'indice certain d'une collection liquide, car la présence de portions constituées par du tissu muqueux peut donner lieu à la fluctuation aussi bien qu'une collection kystique.

Si au moyen d'un tube opaque, on examine ces tumeurs en ayant soin de faire éclairer la partie opposée, on peut trouver en quelques points un certain degré de transparence : indice soit d'une collection liquide, soit d'un noyau cartilagineux si la partie examinée est dure, élastique et résistante. Disons cependant que cette transparence est le plus souvent très-peu marquée, et ce n'est qu'avec une grande attention qu'on peut arriver à la découvrir.

Si l'on saisit la tumeur à pleines mains et qu'on essaie de lui imprimer des mouvements de latéralité, on voit le plus souvent qu'elle est mobile sur les parties profondes. Mobilité peu marquée, il est vrai, mais qui suffit pour nous montrer que les portions voisines ne sont que refoulées, ne font point corps avec la tumeur, ou du moins qu'elles n'ont contracté avec elle que des adhérences de nature fibreuse.

Si la tumeur contient du cartilage en assez grande quantité dans ses parties profondes au voisinage du maxillaire, on pourra en lui imprimant des mouvements de latéralité obtenir un bruit de frottement particulier qui a été signalé par Nélaton.

Cette mobilité cependant, peut augmenter à un moment donné s'il se développe une bourse séreuse entre la face profonde de la tumeur et les parties sur lesquelles elle repose. Si la tumeur est volumineuse, si elle a envahi la région massétérine, il sera possible en examinant par l'intérieur de la bouche, de sentir avec le doigt de la fluctuation, indice d'une cavité kystique développée à ce niveau. (Obs. 1).

Quant à la peau, elle a conservé tous les caractères normaux, elle est plus ou moins tendue, mais n'a contracté aucune adhérence avec la tumeur quand celle-ci n'a encore qu'un volume moyen.

Mais quand elle est très-volumineuse, la peau devient lisse, luisante, violacée, s'amincit au niveau des bosselures et finit par s'ulcérer.

Par cette ouverture s'écoule tout d'abord du pus mêlé à des matières caséeuses provenant de parties ramollies de la tumeur.

A la suite de cette ouverture se fait une ulcération qui tend à gagner de plus en plus les parties profondes. Elle se creuse en entonnoir, sous forme de cratère. Le fond de cette ulcération est en général irrégulier, anfractueux ; on en voit partir des bourgeonnements qui, sous forme de champignons, peuvent venir faire saillie à l'extérieur. En général le liquide séro-purulent qui s'écoule ne présente rien de particulier. Mais, dans certains cas, il répand une odeur infecte due à la mortification de certaines parties de la tumeur.

La peau autour de l'ulcération est amincie et se décolle facilement. Cette destruction de la peau ne paraît pas être le résultat de la propagation du néoplasme aux téguments, mais bien de son augmentation de volume ; c'est une action purement mécanique.

Au début, les troubles fonctionnels sont en général peu marqués ou même font complètement défaut en raison du petit volume de la tumeur. Mais plus tard, si celle-ci est volumineuse, les mouvements de la mâchoire peuvent être plus ou moins gênés, l'ouïe affaiblie par suite de la compression du conduit auditif externe.

La salivation persiste le plus souvent du côté malade, même avec des tumeurs d'un volume notable. On observe cependant quelquefois de la sécheresse de la bouche du côté qui est atteint.

Il arrive un moment où le nerf facial se trouve comprimé ou tiraillé, souvent même il est englobé dans le tissu morbide.

Il en résulte une paralysie faciale. Cette paralysie peut porter suivant le volume de la tumeur et suivant son siége, soit sur la branche cervico-faciale, soit sur la branche temporo-faciale.

Nous avons pu tout dernièrement, dans le service de M. Broca, observer sur une femme atteinte depuis six ans d'une tumeur de la parotide, un phénomène très-curieux.

La branche cervico-faciale était comprimée, d'où paralysie du côté des paupières. On n'observait rien du côté de la bouche, mais de temps en temps la commissure labiale gauche était tirée en dehors par un mouvement involontaire, comme par une sorte de tic.

La douleur, pendant très-longtemps, peut faire complète-ment défaut ; ce n'est que lorsque la tumeur est déjà très-grosse que la douleur peut se faire sentir. Ainsi, le malade qui fait l'objet de l'observation I, et dont l'affection paroti-dienne remontait à quarante ans, n'a ressenti de la douleur que dans les cinq ou six derniers mois qui ont précédé l'opé-ration.

Les douleurs se manifestent, en général, spontanément ; quelquefois à la suite d'un coup, d'une chute. Elles sont, en général, continues, souvent très-vives et lancinantes.

Enfin, il est un dernier signe, négatif il est vrai, mais cependant d'une grande importance. C'est l'absence totale d'en-gorgements du côté des ganglions lymphatiques cervicaux. Nous aurons à revenir plus longuement sur cette dernière particularité, en nous occupant du diagnostic.

CHAPITRE VIII.

DIAGNOSTIC.

Dans le diagnostic de ces tumeurs hypertrophiques com-plexes de la parotide, nous avons à examiner deux questions importantes :

1° Est-il possible, cliniquement, de les reconnaître et de les distinguer avec certitude des autres tumeurs de la région parotidienne ?

2° Une fois qu'elles sont enlevées, présentent-elles des caractères qui les distinguent des autres néoplasies de la même région ?

En un mot, nous avons à en faire le diagnostic clinique et le diagnostic anatomique.

Diagnostic clinique. — Les tumeurs hypertrophiques complexes de la parotide présentent un mode de début et une marche caractéristiques.

Elles débutent, en général, dans la jeunesse, ou tout au moins dans les premières années de l'âge adulte. Elles marchent très-lentement, soit peu à peu, progressivement, ou bien à un moment donné elles présentent un développement brusque.

Quoi qu'il en soit, elles mettent toujours un grand nombre d'années pour atteindre le volume quelquefois considérable auquel elles peuvent arriver. En général, elles n'entraînent pas avec elles de troubles généraux appréciables. Et, point important, les ganglions correspondants ne se trouvent jamais engorgés.

Il nous faut voir maintenant avec quelles tumeurs de la région partidienne elles pourraient être confondues.

Au début, quand elle a encore un petit volume, on pourrait prendre la tumeur, surtout si elle est mobile, pour un ganglion tuméfié. Mais l'adénite chronique de la région parotidienne n'existe jamais seule ; on trouvera toujours dans le voisinage d'autres ganglions indurés et augmentés de volume.

Nous n'avons pas à faire le diagnostic avec le chondrome de la parotide, puisque, comme nous l'avons déjà vu, ces tumeurs complexes débutent le plus souvent par un noyau cartilagineux. Nous savons aussi que l'enchondrome de la parotide existe rarement à l'état de pureté et que, même au début, il se trouve le plus souvent mélangé avec d'autres tissus.

Quand ces tumeurs sont ramollies, présentent des points fluctuants, peuvent-elles être confondues avec des tumeurs molles de la région parotidienne ? Les kystes salivaires qui, quelquefois, peuvent présenter un volume assez considérable, se reconnaîtront assez facilement à ce qu'ils constituent une tumeur arrondie, sans bosselures, et qu'ils présentent de la fluctuation dans tous les points de leur étendue. En outre, les kystes salivaires se développent beaucoup plus vite que les tumeurs hypertrophiques de la parotide.

Le lipome de la région parotidienne pourrait être confondu avec une tumeur dans laquelle prédominerait l'élément muqueux ; celui-ci pouvant donner, à la palpation, la même sensation que le lipome. Mais lorsque ce dernier constitue une tumeur, elle est toujours plus arrondie, plus régulière, les tumeurs hypertrophiques, au contraire, sont le plus souvent coniques, bosselées. Si, cependant on hésitait, l'examen seul de la peau nous mettrait sur la voie du diagnostic.

En effet, faisons un pli à la peau, et tirons-la comme pour l'éloigner de la tumeur ; nous verrons se former de petites dépressions dont la peau sera comme criblée s'il s'agit d'un lipome ; rien d'analogue n'aura lieu s'il s'agit d'une tumeur hypertrophique.

L'adénome pur de la parotide est excessivement rare ; il présente, il est vrai, une marche identique à celle des tumeurs que nous étudions ; comme elles, il se montre au début chez des individus jeunes ; je n'en ai point observé, mais je crois qu'à sa consistance uniforme on pourrait le distinguer des tumeurs complexes.

Ces dernières pourraient encore, à leur début, être confondues avec le lymphadénome ou le lymphosarcome ; mais ceux-ci retentissent rapidement sur les ganglions lymphatiques voisins, et amènent bientôt des troubles généraux qui permettent de reconnaître leur véritable nature.

Les cancers de la parotide présentent avec les tumeurs hypertrophiques de nombreux points de ressemblance. Ils peuvent présenter le même volume, la même forme, la même inégalité de consistance suivant les points que l'on examine.

O. Weber (1), dans un passage qui traite des tumeurs hypertrophiques et du cancer de la parotide, s'exprime ainsi : « On rencontre souvent (dans la parotide) une tumeur d'une forme présentant comme de petites bosselures ; si elle s'est développée lentement, sans douleur, si elle date de longtemps on a très-probablement devant soi une hypertrophie. Mais si elle s'est développée rapidement, si elle a été douloureuse dès le début, on a beaucoup de raïsons pour croire qu'il s'agit là d'une tumeur cancéreuse. »

En effet, les caractères physiques de ces tumeurs ne peuvent nous donner aucun signe bien net qui puisse les différencier les unes des autres. Ce n'est qu'en étudiant la marche de ces deux affections que nous pouvons arriver au diagnostic.

Les tumeurs hypertrophiques débutent presque toujours de 15 à 30 ou 35 ans, et se développent très-lentement sans altérer la santé du malade.

Les cancers, au contraire, se montrent le plus souvent après l'âge de 40 ou 45 ans. Au bout d'un ou deux ans, parfois même dans quelques mois, ils arrivent à présenter un volume considérable.

En même temps, ils sont le siége de douleurs très-vives, lancinantes ; les ganglions du cou ne tardent pas à augmenter de volume.

Les tumeurs hypertrophiques, quel que soit leur volume, ne paraissent pas se propager aux parties voisines, tandis que les cancers tendent le plus souvent à envahir les muscles, les os voisins, et à se propager au pharynx, à la cavité buccale.

La peau peut s'ulcérer dans les tumeurs hypertrophiques

(1) *Journal* de Pitha et Billroth, *loc. cit.*

comme dans les cancers. Dans le premier cas, l'ulcération est due à une cause purement mécanique, dans le second cas, au contraire, elle est due à la propagation de la tumeur.

Ajoutons que le cancer de la parotide, surtout le cancer qui se développe dans le tissu fibreux de la glande, peut se généraliser; rien de semblable ne se rencontre dans les tumeurs hypertrophiques.

Diagnostic anatomique. — Nous avons vu que ces tumeurs complexes ds la parotide sont constituées par un grand nombre de tissus qui, au microscope, se présentent sous des aspects bien différents.

Les uns sont d'origine épithéliale, les autres, d'origine conjonctive.

Ces derniers constituent les tissus auquels les histologistes ont donné le nom de sarcome, de myxome, de chondrome etc.

Il nous est donc impossible d'établir une distinction anatomique entre les néoplasies que nous étudions et celles que je viens d'énumérer, puisque les tissus qui les caractérisent peuvent se trouver tous réunis sur la même tumeur.

Nous avons vu que, cliniquement, il était possible de distinguer, les tumeurs complexes d'avec les tumeurs cancéreuses Il nous reste à voir si, anatomiquement, le diagnostic est aussi simple.

Le squirrhe de la parotide était considéré comme très-fréquent par les anciens auteurs ; toute tumeur dure, faisant corps avec la glande, était regardée comme un cancer. Mais depuis que le microscope est venu nous éclairer sur la nature des tumeurs, on a reconnu, au contraire, que le carcinome est excessivement rare (1). C'est à peine si l'on trouverait cinq ou six cas de cancer véritable dans les cinquante observations de la thèse de Bérard.

Cette rareté du carcinome dans la parotide, peut s'expliquer

(1) Follin et Duplay. Traité de path. ext., t. V, p. 112.

par le peu de développement du tissu fibreux à l'état normal dans cette glande.

O. Weber (1) a observé deux cas de cancer squirrheux de la parotide « correspondant au type du cancer du tissu cellulaire comme on l'observe dans les autres glandes. »

Je dois à l'obligeance de M. le Dr Monod, d'avoir pu étudier des préparations provenant d'un malade qui a succombé vers la fin de l'année 1875 dans le service de M. Broca, à l'hôpital des cliniques. Ce malade portait une tumeur assez volumineuse de la parotide ; à l'autopsie, on trouva des tumeurs secondaires dans le foie et dans le poumon.

Ces préparations montraient que la tumeur était constituée : 1° par un tissu fibreux analogue au tissu cicatriciel ; 2° Les faisceaux qui constituaient ce tissu, formaient en s'anastomosant des loges plus ou moins volumineuses, en général de forme ovalaire, dans lesquelles on trouvait des cellules de forme irrégulière et de volume très-variable.

On peut quelquefois, sur certains points des tumeurs hypertrophiques, rencontrer une disposition analogue (voir obs. 2). Mais, dans ce dernier cas, le tissu fibreux qui enveloppe les amas cellulaires a un tout autre caractère ; c'est un tissu contenant un grand nombre de noyaux fusiformes, un tissu fibreux en voie de formation. Dans le carcinome, (2) au contraire, il a tout à fait l'aspect du tissu fibreux complètement développé.

En outre, les éléments contenus dans les loges, sont des cellules épithéliales dans les tumeurs hypertrophiques. Dans le carcinome, au contraire, ce sont des cellules qui présentent les caractères les plus variables de forme et de volume.

Cette dernière particularité, cependant, n'est pas très-importante pour le diagnostic ; car les loges d'un carcinome

(1) Handbuck der Allgemeinen and speciellen Chirurgie de Pitha et Billroth, 1866, p. 391.

(2) Il est bien entendu que j'emploie ici ce mot dans le sens purement anatomique.

peuvent contenir des cellules parfaitement régulières, analogues à des cellules embryonnaires.

Les culs-de-sac et les canalicules glandulaires présentent au voisinage de la tumeur squirrheuse un certain degré de prolifération. Mais ils sont bien vite comprimés, étouffés en quelque sorte par le développement du cancer et finissent par s'atrophier.

Dans les tumeurs hypertrophiques, au contraire, quand elles sont arrivées à une certaine période, nous remarquons que les néoformations épithéliales tendent à s'accroître continuellement.

Mais le cancer du tissu cellulaire n'est point le seul qui puisse se développer dans la glande parotide; il est une autre tumeur maligne, l'épithéliôme ou cancer épithélial, qui s'y rencontre plus fréquemment que le carcinome.

Si ce dernier genre de tumeurs, par ses caractères cliniques, peut être distingué des tumeurs hypertrophiques, au point de vue anatomique, il est presque impossible de distinguer l'épithéliome d'avec certaines tumeurs hypertrophiques où prédomine l'élément épithélial.

O. Weber, dans un chapitre intitulé : Hypertrophie et carcinome glandulaire de la parotide, s'exprime ainsi (1) : « En général, on trouve à côté d'une augmentation des acini une augmentation du tissu cellulaire interstitiel. Aussi longtemps, par conséquent, que la disposition caractéristique de ces deux altérations, considérées l'une à côté de l'autre, persistera, on pourra, au point de vue anatomique, considérer de pareilles tumeurs comme des hypertrophies de la glande ; mais si le tissu cellulaire se développe d'une façon exagérée, au point de comprimer le tissu glandulaire, ou bien si le tissu glanduaire, n'ayant plus de membrane limitante, pousse des bourgeonnements dans le tissu cellulaire interstitiel et que le type normal de la glande soit complètement dérangé, on pourra

(1) Journal de Pitha et Billroth, *loc. cit.*

décrire les tumeurs diffuses faisant saillie en dehors d'elle comme du carcinome. »

On voit, d'après la description de ces tumeurs par O. Weber, qu'il s'agit bien de tumeurs complexes, auxquelles il donne le nom d'hypertrophies de la parotide.

On voit aussi qu'il ne fait pas une distinction bien nette entre ces hypertrophies et le cancer. D'ailleurs, il dit plus loin, dans le même chapitre : « Si la distinction anatomique entre les hypertrophies et le cancer peut être difficile, les recherches cliniques peuvent donner des signes différentiels qui ont plus de valeur. »

Virchow, comme nous l'avons dit plus haut, paraît considérer ces tumeurs comme de l'épithéliome, épithéliome qui aurait pour origine, non point les culs-de-sac glandulaires, mais les éléments du tissu conjonctif et du cartilage.

Ainsi donc, quand l'élément épithélial prédomine dans les tumeurs complexes, il est presque impossible, nous venons de le voir, de les différencier anatomiquement du cancer épithélial.

Je dirai cependant, sans vouloir en faire un signe certain de diagnostic anatomique, qu'on remarque dans ces amas épithéliaux plutôt une tendance à la dégénérescence colloïde ou graisseuse qu'à la formation de globes épidermiques, comme dans le véritable épithéliome.

Nous dirons, en outre, que ces tumeurs complexes n'amènent pas d'engorgement ganglionnaire, qu'elles ne tendent pas, comme l'épithéliome, à envahir les tissus voisins, qui ne sont que refoulés par l'augmentation de volume de la tumeur.

Elles peuvent, il est vrai, ulcérer la peau; mais cette ulcération est purement mécanique. Elle n'est point le résultat de productions épithéliales qui, parties des profondeurs de la glande, auraient envahi les téguments.

Si j'ai insisté sur le diagnostic des tumeurs complexes de

la parotide d'avec les tumeurs cancéreuses; ce n'est pas que je considère les premières comme absolument bénignes.

En effet, comme on le verra dans le chapitre suivant, ces tumeurs, après avoir été enlevées, peuvent récidiver, et la tumeur nouvelle présente, dans certains cas, une marche, une gravité qui doit la faire rapprocher des tumeurs malignes.

CHAPITRE IX.

PRONOSTIC.

Nous avons vu que les tumeurs complexes de la parotide présentaient dans leur évolution deux périodes bien distinctes. Dans la première, les néoformations d'origine conjonctive arrivent, par des transformations successives, jusqu'au tissu fibreux, jusqu'au cartilage (période de crudité).

Dans une seconde période, au contraire, le développement de l'élément épithélial prend le dessus, et les tissus d'origine conjonctive n'arrivent plus à leurs degrés supérieurs d'organisation ; ils se présentent dans la tumeur sous l'aspect du myxome ou du sarcome fasciculé, etc. (période de ramollissement).

Le pronostic est bien différent, suivant que la tumeur est dans l'une ou l'autre de ces périodes.

Dans la première période, quand les tumeurs sont à une époque voisine de leur début, qu'elles n'ont encore atteint qu'un volume moyen, quand elles ont marché lentement, on peut, surtout si le malade est encore jeune, espérer que la tumeur ne récidivera pas, ou du moins que, s'il y a récidive, elle ne présentera pas plus de gravité que la première fois.

Mais quand la tumeur est arrivée à la seconde période, qu'elle a acquis un volume considérable, et si le malade est d'un âge avancé, le pronostic est beaucoup plus grave.

Sans doute, si l'on ne considère que la marche lente de la tumeur, l'absence d'engorgement ganglionnaire et de troubles généraux, on peut porter un pronostic favorable, et dire qu'une pareille tumeur n'est pas une tumeur maligne.

Nous avons vu cependant que ces hypertrophies de la parotide à la seconde période présentent, dans certains cas, des caractères anatomiques qui les rapprochent beaucoup des tumeurs malignes et en particulier de l'épithéliome. Comme celui-ci, elles peuvent récidiver.

Récidive. — La récidive peut avoir lieu à la première et à la seconde période. Mais dans les deux cas, elle ne présente pas la même gravité.

Quand la tumeur est enlevée de bonne heure, à l'époque où les éléments d'origine fibreuse prédominent, et qu'on peut encore la considérer comme un fibrome ou un chondrome à peu près pur, elle peut récidiver. Mais dans ce cas, le plus souvent la tumeur secondaire présente les mêmes caractères que la tumeur primitive.

Si on enlève cette seconde tumeur, elle peut récidiver encore, et quelquefois, seulement après une troisième opération, la guérison est complète. Bauchet, dans son Mémoire (1), en cite un remarquable exemple : « J'ai vu, dit-il, dans les salles de M. Michon, à la Pitié, un malade qui portait, dans la région parotidienne, une tumeur que le microscope avait appelée épithéliale. Cette tumeur avait été opérée une première fois dans un de nos ports de mer, et le médecin l'avait désignée, avant et après l'opération, par l'épithète de fibreuse ; elle avait récidivé deux fois, je pense, quand le le malade est venu se mettre entre les mains de M. Michon. »

L'observation 19 du Mémoire de M. Dolbeau, est encore un exemple de double récidive. Il s'agit d'un homme de

(1) Bauchet, *loc. cit.*

42 ans, qui fut opéré une première fois en 1848 par Malgaigne ; une deuxième fois en 1850, par Velpeau ; enfin, en 1858, par Nélaton.

Après la deuxième opération, la guérison s'était maintenue jusqu'en 1856.

La tumeur se composait d'une partie solide constituée par du fibro-cartilage, et d'une partie plus molle formée par de « l'épithélium nucléaire remplissant dès culs-de-sac glandulaires analogues à ceux de la glande parotide. »

Quand la tumeur n'a pas encore atteint la période de ramollissement, la récidive peut avoir lieu à des époques plus ou moins éloignées de l'opération. Chez un malade que nous avons pu observer dans le service de M. Broca, la récidive avait eu lieu un an après la première opération (obs. 8).

Dans le Bulletin de la Société anatomique (1860), M. E. Cruveilhier a publié l'observation d'un malade qui fut opéré en 1841 par Canquoin. La récidive n'eut lieu que onze ans après, c'est-à-dire en 1852.

Chez le malade de l'observation 30 du Mémoire de M. Dolbeau, une première récidive a lieu deux ans après la première opération. Après la seconde opération, la guérison se maintient pendant six ans.

On voit d'après ces quelques exemples, que la récidive peut se faire à des époques plus ou moins éloignées de l'opération, et qu'on ne peut rien préciser à cet égard.

Récidive à la deuxième période. — D'après Billroth (1) : « Lorsque les malades sont d'un âge avancé, très-souvent ces tumeurs (les adéno-sarcomes) se reproduisent après l'extirpation, et quelquefois avec une telle vigueur, que peu à peu elles gagnent la profondeur du cou et ne peuvent plus être atteintes par le couteau ; les ganglions lymphatiques du cou les plus voisins sont également infectés, et le tableau du

(1) Path. chirurg. générale, *loc. cit.*

processus morbide se transforme peu à peu en celui d'une maladie carcinomateuse. »

Dans certains cas, même sur des personnes âgées, la récidive peut ne pas se présenter. C'est ainsi que, chez une femme de 70 ans (obs. 29 de la thèse de A. Bérard), la tumeur avait débuté à l'âge de 30 ans. Dans les derniers temps, elle avait occasionné des douleurs très-vives, et acquis un volume énorme. La malade est opérée. Au bout de trois semaines la plaie était cicatrisée, et cinq ans après la malade jouissait d'une bonne santé.

Mais, le plus souvent, ces tumeurs complexes reparaissent, surtout chez les vieillards. La récidive peut avoir lieu très-peu de temps après l'opération (obs. 1), ou bien la plaie se cicatrise complètement, et la guérison se maintient pendant cinq ou six mois; mais alors apparaît une nouvelle tumeur qui se développe et augmente avec une grande rapidité. La peau s'ulcère bientôt, la tumeur se creuse en une ulcération profonde, du fond de laquelle s'élèvent de gros bourgeons fongueux qui viennent, sous forme de champignons, faire saillie à l'extérieur; les ganglions peuvent se prendre, et bientôt le malade succombe épuisé par des hémorrhagies répétées et par la suppuration abondante dont la tumeur est le siége.

On pourrait se demander s'il ne se passe pas ici un phénomène analogue à ce qui a lieu pour certains cancroïdes qui, après être restés longtemps stationnaires, présentent un développement rapide après avoir été opérés.

La récidive a toujours lieu sur place, et, comme nous l'avons déjà vu, ces tumeurs ne se propagent point comme le cancer aux parties qui constituent la loge parotidienne; il est donc probable que la tumeur secondaire a pour point de départ soit une partie de la tumeur que l'opération n'a point enlevée, soit une partie de la glande qui a paru saine au moment de l'opération, mais que probablement le travail hypertrophique avait déjà modifiée. Il suffit, en effet, qu'un petit lobule déjà malade soit resté dans la glande pour qu'il devienne le point de départ d'une nouvelle tumeur.

On voit, d'après ce qui précède, que certaines tumeurs de la parotide, telles que les chondromes, peuvent être considérées comme bénignes, mais seulement pendant une certaine période de leur développement; car, ainsi que nous l'avons vu, il peut arriver que, soit dès le début et peu à peu, soit à une certaine période de leur évolution, elles se compliquent de productions nouvelles qui en assombrissent beaucoup le pronostic.

On doit donc les opérer, et les opérer de bonne heure. On ne devra pas se contenter de les énucléer, mais il faudra toujours enlever le plus possible de la glande encore saine afin d'éviter les récidives.

Dans ce dernier cas il faudra opérer encore, car après une première et même une seconde récidive on a pu obtenir une guérison complète.

Mais quand la tumeur est volumineuse, présente des bosselures, des parties d'inégale consistance, en un mot, si l'on reconnaît qu'elle se compose de tissus de diverses natures, l'opération n'est plus aussi nettement indiquée.

Si le malade est encore jeune, on peut pratiquer l'opération; mais si le malade est un vieillard, je crois qu'on doit s'abstenir.

En effet, comme nous l'avons dit plus haut, la récidive est très-fréquente, et lorsqu'elle a lieu elle amène rapidement une terminaison fatale qui, probablement, ne serait arrivée que plus tard si l'on avait laissé la tumeur en repos.

Dans tous les cas, si l'on se décide à opérer, il faudra enlever la glande en totalité, chose difficile en raison de l'irrégularité de la région parotidienne que la glande remplit tout entière

En outre, il faut respecter le plus possible deux organes importants : le nerf facial et la carotide externe.

Sans doute, si le nerf facial est déjà englobé dans la tumeur, s'il y a déjà paralysie, on n'a pas à le respecter.

Mais on sera toujours obligé de ne pas léser la carotide,
chose possible quand la partie de la glande qui entoure l'ar-
tère est encore saine, et surtout si l'on a soin de ne se servir
que d'instruments mousses ou même du doigt.

Mais la tumeur a envahi la glande tout entière, je crois
qu'il vaut mieux suivre le principe de M. Richet (1) ; il faut
s'abstenir de toute intervention chirurgicale.

OBSERVATION V.

Recueillie par M. le Dr Reverdin (de Genève). Bull. Soc. anat., 1876.

B... Alexis, 23 ans, commis.

Ce jeune homme présente une tumeur de la région parotidienne
dont le début remonte à dix-huit mois environ. Rien dans ses antécédents ne se rapporte à là maladie actuelle ; il n'a reçu aucun
coup sur la région, et ne se souvient pas d'avoir eu les oreillons ;
sujet aux maux de dents, il en a fait arracher 3 ou 4 ; la mâchoire supérieure et l'inférieure sont au complet du côté droit
(côté affecté), sauf les dents de sagesse non encore poussées. Il est
depuis assez longtemps dur d'oreille, de l'une comme de l'autre.
Pas de maladies vénériennes, sauf une blennorrhagie contractée il
y a deux ans, et non suivie d'orchite. A sa connaissance, personne
dans sa famille n'a eu de tumeurs ni dans cette région, ni dans
d'autres.

Début de la maladie, il y a dix-huit mois environ, sans cause
apparente, par la formation d'une grosseur très-dure, du volume
d'une grosse noisette, située immédiatement en arrière et au-dessus
de l'angle de la mâchoire à droite, au-dessous de l'oreille. Cette
tumeur a augmenté de volume, sans occasionner ni gêne ni douleurs, et sans amener ni amaigrissement, ni altération quelconque
de la santé ; l'appétit s'est bien conservé. La tumeur, à peu près
stationnaire pendant dix mois environ, a pris depuis lors une
marche plus rapide. Depuis quelque temps, le malade sent qu'il s'y
produit une sorte de gros craquement quand il tourne la tête ; ce
craquement ne se produit pas dans les mouvements de mastication.

(1) Traité d'anat. méd. chirurg., 3° édit., 1866, p. 433.

Planteau.   6

En examinant le malade, je constate l'existence d'une tumeur de la région parotidienne droite ; elle fait saillie surtout au-dessous et en arrière du lobule de l'oreille et s'étend également un peu en avant sur la branche montante du maxillaire inférieur ; cette tumeur est formée de lobules gros comme de fortes billes à la surface ; l'un d'eux soulève un peu le lobule de l'oreille, un autre est situé en arrière ; il est plus volumineux ; un troisième, plus étalé, plus large, mais arrondi, recouvre la branche montante. Ces lobules forment la partie extérieure et saillante d'une tumeur qui paraît assez volumineuse et qui s'enfonce derrière le bord postérieur de la mâchoire inférieure. Cette tumeur paraît cependant mobile sur les parties profondes ; la peau, parfaitement intacte, est mobile sur la tumeur.

La consistance des différentes parties de la masse est d'une dureté égale ; cette consistance, à la fois très-dure et élastique, est celle du cartilage. De plus, et ceci me semble un signe important, on produit artificiellement ce craquement dont parle le malade ; pour cela, il suffit de faire basculer la tumeur en dehors par une pression sur son lobe postérieur, puis de rabattre la tumeur sur le maxillaire, en reportant la pression sur le lobe sous-auriculaire ; le craquement qui se produit alors rappelle en petit celui d'une luxation qu'on réduit. Ce phénomène ne pourrait, je pense, se produire que dans le cas de tumeur crétacée ou osseuse, ou dans celui de tumeur cartilagineuse ; il me paraît donc important à noter ; car il serait pathognomonique dans les cas où on le rencontrerait, si ma supposition se vérifie. Ce craquement se produit-il par le jeu de deux des lobules l'un sur l'autre, ou par le choc de la tumeur sur la branche montante ? L'observation de la pièce a montré que la seconde hypothèse était la bonne.

Disons, pour compléter, qu'on ne rencontre dans le voisinage aucun ganglion engorgé, qu'il n'y a aucune douleur ni spontanée ni à la pression.

Le diagnostic porté fut : Enchondrome de la parotide, variété sous-auriculaire ; cette variété n'est pas la plus commune, d'après les auteurs ; dans ce cas, la tumeur empiétait bien aussi en avant, mais sa masse principale soulevait le lobule de l'oreille ; un gros lobule se trouvait un peu en arrière de l'oreille. Vu la consistance égale, la dureté de la tumeur, je pensai avoir à faire à un enchondrome pur et non à l'une de ces tumeurs mixtes si communes dans la parotide et dans le testicule.

Je pratique l'extirpation de la tumeur le 24 novembre 1875 ; je passe sur les détails, mais je note la difficulté assez grande de l'énucléation; le tissu cellulaire qui entoure la tumeur est très-solide, très-résistant; quelques fibres du sterno-mastoïdien sont enlevées avec la tumeur. Je n'ai aperçu ni nerfs, ni vaisseaux importants.

Immédiatement après l'opération, la moitié de la lèvre supérieure est paralysée; le soir, la motilité est revenue; il n'y avait probablement que contusion d'un filet du facial; le lobule de l'oreille et la partie inférieure de l'hélix ne sont plus sensibles, la perte de sensibilité persistait le 22 janvier 1876. Ces parties ont été longtemps le siége de gonflement et d'une éruption pustuleuse (peut-être due aux pansements (glycérine phéniquée). La réunion par première intention échoua. Néanmoins, le 24 décembre, la cicatrisation était complète.

Examen de la tumeur. — La tumeur a le volume d'un œuf de poule; elle est lobulée à sa surface; les bosselures ont le volume de billes de collégiens; une petite partie du muscle sterno-mastoïdien a été réséquée avec la tumeur à laquelle il adhérait assez fortement. La tumeur est, du reste, parfaitement entière, elle est dure et élastique. Sur la coupe, elle est formée d'un tissu blanc, homogène, criant sous le scalpel, présentant toutes les apparences du cartilage; ce tissu est cependant moins dur et plus humide que celui des cartilages articulaires; sa cassure, qui est possible, est grenue, anfractueuse; on distingue des parties plus blanches, d'autres plus jaunâtres, sous forme d'îlots. A l'intérieur de la masse, aucune ligne de séparation correspondant aux lobules extérieurs; on ne voit pas de vaisseaux sanguins apparents sur la coupe.

A l'état frais, l'examen microscopique fait reconnaître une substance fondamentale hyaline assez souvent striée; les stries parallèles forment des sortes de faisceaux courbes; dans cette substance hyaline sont contenus des corpuscules de forme irrégulière, que l'iode teint en jaune brun; quelques-uns sont arrondis ou ovalaires; la plupart sont ramifiés à deux ou trois prolongements; quelques-uns paraissent s'anastomoser.

L'examen microscopique confirme le diagnostic : *Enchondrome*; ajoutons : *à cellules ramifiées*; ce qui classe cette tumeur dans une des variétés les moins communes.

M. Reverdin, après l'avoir présentée à la Société anatomique, a bien voulu me donner cette tumeur dont j'ai pu faire l'examen anatomique.

Examen anatomique. — A l'œil nu, cette tumeur paraît au premier abord constituée dans toutes ses parties par du cartilage. Mais, sur la coupe, on peut voir qu'elle se compose de deux parties d'aspect et de consistance différents.

La portion qui constitue les deux tiers ou les trois quarts de la tumeur est blanche, d'aspect homogène ; elle offre, sous le scalpel, la résistance et l'élasticité du cartilage.

Le reste de la tumeur est constitué par un tissu moins dur, de coloration grisâtre, légèrement humide à la coupe. Au lieu d'être lisse, comme dans la portion précédente, la coupe présente un aspect légèrement grenu.

Cette dernière portion coiffe l'une des extrémités de la portion cartilagineuse qui a une forme à peu près ovoïde.

Autour de la portion cartilagineuse, nous trouvons, au milieu d'un tissu fibreux abondant, des parties qui rappellent par leur aspect des parties de la glande enlevées en même temps que la tumeur.

Examen microscopique. — Portion cartilagineuse. — Sur des coupes pratiquées après durcissement et colorées au picro-carminate, on voit que cette portion est constituée par du cartilage hyalin presque pur ; la substance fondamentale, à un grossissement moyen, paraît presque amorphe. Mais à un grossissement de 4 à 500 diamètres, on voit qu'elle présente un fin réticulum très-élégant, constitué par des fibrilles élastiques très-fines ; en d'autres points, la substance fondamentale paraît légèrement granuleuse.

Les éléments qui y sont contenus présentent des formes bien diverses.

Au milieu de cette substance fondamentale, se rencontrent des cellules de formes et de dimensions très-variables contenues dans des cavités. Quelques-unes de ces cellules sont arrondies ou ovalaires, entourées d'une cavité régulière comme les éléments du cartilage adulte.

Mais le plus grand nombre de ces cellules présentent les formes les plus variées; les unes sont triangulaires, en massue; le plus grand nombre présentent des ramifications plus ou moins nombreuses, et sont contenues dans une cavité qui, comme les cellules, présente des formes très-irrégulières.

En résumé, la plus grande partie de la tumeur est constituée par du cartilage à cellules ramifiées.

Dans les coupes pratiquées sur la portion plus molle de la tumeur, nous trouvons un tissu tout à fait différent. Ici, la substance fondamentale, au lieu d'être hyaline, presque amorphe, est constituée par des faisceaux de fibres très-fines, mais très-apparentes et très-nombreuses. Dans d'autres points, les fibres deviennent plus rares et la substance fondamentale prend un aspect légèrement granuleux.

En certains points, au milieu de ce tissu d'apparence fibreuse, on trouve de loin en loin quelques éléments cartilagineux et des noyaux peu nombreux colorés en rouge par le carmin.

Au milieu de ce stroma d'apparence fibreuse se rencontrent de nombreux amas de cellules de forme assez irrégulière, arrondies ou polygonales. Quelques-uns de ces amas présentent des bords assez nets, mais aucune membrane ne les sépare de la substance fibreuse environnante. D'autres, et ce sont les plus nombreux, présentent des bords excessivement irréguliers que le tissu environnant semble pénétrer en séparant les uns des autres les éléments cellulaires. Le tissu fibreux semble les envahir ; en certains points, les éléments subissent la dégénérescence granulo-graisseux.

Les éléments qui composent ces amas sont des cellules polyédriques présentant un beau noyau légèrement granuleux, avec un gros nucléole entouré d'un protoplasma transparent et légèrement granuleux. Ce noyau a 8μ de largeur sur 12μ de longueur.

Ces cellules ont, en moyenne, 12μ de largeur sur 16μ de longueur. Sur des parties minces de la coupe, on les voit accolées entr'elles, à la manière d'un épithélium pavimenteux.

OBSERVATION VI.

Recueillie par M. Eug. Monod, interne des hôpitaux.
(Examen anatomique personnel).

La nommée A... Louise, couturière, âgée de 20 ans, est entrée dans le service de M. Després, à l'hôpital Cochin, le 12 janvier 1876.

Elle présente quelques antécédents de scrofule dans la première enfance ; de 1 à 5 ans, elle avait constamment mal aux yeux ; elle a eu des croûtes du cuir chevelu et des coryzas fréquents.

Aujourd'hui, elle offre des signes d'anémie.

Il y a *sept ans*, elle s'aperçut pour la première fois qu'elle portait au niveau de la région parotidienne, du côté gauche, une petite tumeur de la grosseur d'une amande ; cette tumeur s'était développée sans produire la moindre douleur; elle a augmenté de volume lentement et progressivement, toujours indolente, et n'entraînant aucune gène fonctionnelle. M. Giraldès, que la malade alla consulter il y a dix-huit mois, fit dans la tumeur une ponction exploratrice qui ne donna issue qu'à quelques gouttes de sang.

Au moment où nous voyons la malade, la tumeur a le volume d'un gros œuf de poule. Elle est régulière, sans bosselures. Elle présente dans tous ses points une résistance élastique très-nette; en un point, on sent une fausse fluctuation. Elle est située immédiatement en avant de l'oreille, qu'un sillon curviligne sépare nettement de la tumeur, et le lobule de l'oreille n'est pas soulevé. La peau intacte n'adhère en aucun point à la tumeur. Celle-ci est légèrement mobile sur les parties profondes; cependant on ne peut lui communiquer que des mouvements très-limités; le point le moins mobile se trouve au niveau de la partie moyenne de l'arcade zygomatique.

La pression sur la tumeur n'occasionne pas de douleur; on peut la limiter aisément par la palpation. Elle ne fait aucune saillie dans la bouche. Elle n'est pas transparente. Il n'existe pas de troubles fonctionnels; les mouvements de mastication se font normalement; la sensibilité et l'ouïe sont intactes.

L'opération a lieu le 27 janvier. Elle ne présente aucune complication. La tumeur est disséquée lentement. Elle est entourée d'une poche complète, mais très-mince, qui s'est déchirée par les premières tractions; en sorte que le tissu morbide a fait saillie par cette ouverture. C'est un tissu blanchâtre, mou, friable, ayant l'aspect d'un tissu glandulaire. Une partie de ce tissu se déchire et est enlevée par petits fragments. Le reste s'enlève tout d'une pièce avec la poche qui a pu être énucléée.

Examen anatomique. — Après avoir fait durcir la pièce dans l'acide picrique, puis l'avoir traitée par la gomme et l'alcool, nous avons pratiqué des coupes qui ont été colorées au picro-carminate d'ammoniaque.

Sur ces préparations, nous avons trouvé : 1° Un tissu à substance fondamentale, amorphe, granuleuse, et dont les éléments sont constitués par des cellules étoilées, présentant des prolongements multiples, on y voit aussi de nombreuses fibres élastiques. Mais au milieu de cette substance amorphe se rencontrent encore d'autres éléments; ce sont des amas de cellules, arrondis pour la plupart, et présentant autour d'un beau noyau une mince couche de protoplasma. Ces amas sont irréguliers, plus ou moins épais; la substance fondamentale les pénètre et dissocie leurs éléments. En examinant plusieurs points de la préparation, nous trouvons une portion, où la glande parotide a conservé sinon sa structure, du moins sa texture normale, les culs-de-sac affectent encore entre eux leurs rapports ordinaires. Mais dans leur intérieur les cellules n'ont plus les caractères normaux, elles sont arrondies au lieu d'être pyramidales, le noyau est au centre de la cellule. En outre, elles remplissent presque complètement la cavité du cul-de-sac. Sur cette préparation, nous n'en trouvons plus que quelques-unes qui aient encore conservé leur lumière centrale; la membrane limitante a disparu.

Sur la limite de cette dernière portion et de la partie véritablement myxomateuse, on voit la substance fondamentale du myxome pénétrer entre les culs-de-sac; plus loin, elle pénètre entre les éléments de ces culs-de-sac modifiés. Elle semble séparer, isoler les éléments qui composent ces amas cellulaires au voisinage des amas dont ils faisaient partie.

Ces éléments conservent encore leur forme arrondie au milieu de la substance fondamentale.

Observation VII.

Myxome presque pur, avec quelques amas épithéliaux.

Sur deux tumeurs provenant du service de M. Gosselin, j'ai trouvé : 1° du tissu myxomateux contenant encore des tractus fibreux non détruits; 2° des amas cellulaires peu nombreux, mais pour la plupart volumineux, contenant un grand nombre de cellules pressées les unes contre les autres. Ces amas son bien limités; le tissu myxomateux ne semble pas les pénétrer aussi rapidement que sur la tumeur décrite dans l'Obs. 6. Dans les préparations, on trouve encore des tubes épithéliaux isolés qui sont des canaux glandulaires remplis de cellules épithéliales. La paroi de ces canalicules paraît encore persister.

La portion myxomateuse contient des cellules étoilées et des noyaux arrondis.

Sur ces préparations, on voit les faisceaux fibreux comme dissociés et écartés les uns des autres par la substance fondamentale du myxome.

OBSERVATION VIII (Examen anat. personnel).

Pièce n° 10 de la série A, de la collection du laboratoire d'histologie
du Collége de France.

Cette pièce a été envoyée par M. Demarquay, chirurgien
de la Maison municipale de santé, le 24 mars 1874.

Homme de 45 ans. La tumeur a débuté en 1860. Elle se déve-
loppa très-lentement jusqu'en 1872. Depuis elle a augmenté du
double de son volume primitif.

Description macroscopique. — Tumeur ovoïde, présentant de petites bosselures de consistance rénitente et pesant 240 grammes.
Diamètre transversal, 12 centimètres ; transversal, 7 centimètres.

Siége. — Dans la région parotidienne gauche. La tumeur s'étend
depuis le conduit auditif externe jusqu'à 4 centimètres au-dessous
de l'angle du maxillaire inférieur. D'avant en arrière elle s'étend
depuis le bord antérieur du masseter jusqu'au sterno-mastoïdien.
La tumeur est *un* peu mobile sur les parties profondes. Elle présente à sa surface des lobules de la parotide intacts.

Sur les deux préparations que M. Ranvier a bien voulu mettre à
ma disposition, j'ai pu voir, sur la première :

1° Au milieu d'une substance fondamentale transparente, finement striée par des fibrilles diversement entre-croisées, se voient
de nombreuses cellules fusiformes, les autres étoilées. On y distingue un gros noyau rouge, fortement coloré par le carmin. Le
protoplasma est coloré en rouge beaucoup plus clair. Autour de
quelques-unes de ces cellules ramifiées, on voit la substance fondamentale former une sorte de cavité qui a aussi une forme ramifiée ;
d'autres de ces cellules ramifiées sont entourées d'une cavité ovalaire, comme dans le cartilage normal. Cependant la cellule qui est
contenue dans ces cavités est ramifiée le plus souvent.

Cependant au milieu de ces cavités rondes nous trouvons des cellules parfaitement arrondies. Ces cellules, ramifiées, arrondies ou
ovalaires, ont de 12 à 20 µ de diamètre. La cavité qui les contient
et dont la plupart du temps les bords de la cellule sont séparés par
un large espace clair peuvent acquérir jusqu'à 50 et 60 µ de diamètre.

Sur une seconde préparation, nous trouvons encore du cartilage
à cellules ramifiées, mais à éléments plus petits que les précédents.
Ces éléments ont ici de 8 à 15 µ, sauf quelques-uns très-rares qui
présentent à peu près les dimensions des éléments du tissu précé-
demment décrit.

La substance fondamentale est complètement amorphe et ne contient plus de tissu fibreux. En un point nous trouvons les éléments rassemblés en groupes irréguliers, ils sont arrondis, quelques-uns légèrement fusiformes ou même triangulaires, mais à prolongement très-courts.

Au centre des amas, les cellules ont tout à fait le caractère des cellules embryonnaires.

Au milieu des amas à bords mal délimités, nous en trouvons un dont les cellules sont groupées les unes contre les autres, et dont les bords sont très-nets ; le groupe a par ses formes tout à fait l'apparence d'un lobule glandulaire dont les cellules ont proliféré.

Les autres à bords irréguliers semblent avoir la même origine, mais ici la substance fondamentale pénètre au milieu des éléments et les dissocie.

OBSERVATION IX (Examen anat. personnel).

Pièce 73, série A, dans la collection du laboratoire d'histologie du Collège de France.

Pièce envoyée au laboratoire par M. Duplay, chirurgien de l'hôpital Saint-Antoine.

Femme âgée de 47 ans. La tumeur date de onze ans, indolente, pas d'antécédents syphilitiques ni scrofuleux.

Description macroscopique. — Cette tumeur est ovoïde, elle a 6 centimètres sur 4. Sa surface extérieure est lisse, présentant des parties jaunes, d'autres brunâtres.

A la coupe on voit qu'elle est composée de lobules jaunes brunâtres, énucléables. Entre eux se trouve un tissu conjonctif contenant des vaisseaux; dans d'autres points, entre les lobules se trouvent une grande quantité de tissus graisseux.

Ces lobules sont durs, résistants, et ressemblent à la glande salivaire normale.

Nous avons examiné des coupes pratiquées par M. Ranvier et qui nous ont paru constituées exactement comme une glande salivaire normale.

Les culs-de-sac sont parfaitement nets et distincts, groupés en lobules qui sont séparés par du tissu conjonctif. On distingue très-bien la membrane limitante, la lumière centrale et les cellules polyédriques rangées contre la paroi.

OBSERVATION X (Personnelle).

L'examen anatomique a été fait par M. Monod.

Le nommé Adrien D..., âgé de 37 ans, journalier, entré à l'hôpital des Cliniques le 24 janvier 1874, salle des hommes, lit n° 32.

Cet homme, qui jouit d'une bonne santé habituelle, a été opéré il y a un an par M. Guyon, d'une tumeur de la région parotidienne qui présentait le volume d'une petite noix. La cicatrisation se fit très-bien après cette première opération. Mais bientôt le malade vit se reformer une nouvelle tumeur qui, aujourd'hui, a acquis comme la première le volume d'une noix.

Cette tumeur secondaire siége à la partie moyenne de la région parotidienne, à peu près au niveau du tragus. Elle a une forme ovoïde, à grand diamètre vertical, elle est d'une consistance ferme, élastique, et n'est le siége d'aucun phénomène douloureux. Elle est notablement mobile.

La peau est saine, on ne voit pas de traces de la première opération. Pas de ganglions engorgés, pas de paralysie faciale ; le malade jouit d'une bonne santé.

L'opération est pratiquée le 30 janvier. Petite incision verticale, en s'aidant du grattoir et du doigt; l'énucléation fut assez facile.

Une heure après l'opération, il se manifesta une hémorrhagie assez considérable en nappe qui céda bientôt aux moyens ordinairement employés en pareil cas. Trois semaines après le malade est envoyé à Vincennes.

Examen anatomique. — A sa surface, cette tumeur, qui a une forme ovoïde, présente de petites bosselures, elle est comme chagrinée, de consistance dure, de coloration rougeâtre.

A la coupe, on trouve au centre une masse blanche humide, subdivisée en deux lobules par une ligne jaunâtre. Cette coupe a l'apparence granuleuse de l'épithéliome.

A la périphérie on trouve un tissu plus mou, rougeâtre, qui est découpé par de nombreuses fissures qui arrivent jusqu'à la partie centrale, sans y pénétrer, excepté dans le point où celle-ci est divisée en deux lobules par un prolongement bifurqué d'une de ces fissures.

Au raclage, peu de suc. On obtient cependant une substance demi-liquide, peu miscible à l'eau. Cette substance se réduit eu petits grains par le battage dans l'eau.

Au microscope, on trouve des amas de noyaux arrondis ayant le volume des globules blancs du sang. Après coloration et isolement, ces éléments apparaissent avec un noyau arrondi fortement coloré.

On trouve en outre des cellules de forme irrégulière, les unes ont l'aspect de lamelles aplaties, les autres, vues de profil, paraissent plus ou moins allongées, quelques-unes même ont l'aspect fusiforme. Il en est qui contiennent deux noyaux. Par place, on trouve deux ou trois de ces cellules accolées ensemble, rappelant assez bien, par leur aspect, un fragment de pavé épithélial.

M. Monod a bien voulu me prêter une de ses coupes pratiquées après durcissement et colorées au picro-carminate. A un faible grossissement, on voit que la coupe a intéressé deux parties de structure différente :

La première présente tout à fait l'aspect d'une glande normale : les culs-de-sac ont leur forme et leur volume normaux; ils forment, par leur réunion, de petits lobules séparés par un tissu interstitiel contenant une grande quantité d'éléments graisseux.

La seconde portion paraît constituée par du tissu fibreux, au milieu duquel se trouvent de nombreux amas cellulaires; à un plus fort grossissement, on constate que là où la glande paraît conservée, les culs-de-sac présentent leur structure normale ; la lumière centrale est très-apparente ; à côté de ces culs-de-sac on trouve de loin en loin la coupe des canalicules glandulaires revêtus de leur épithélium cylindrique.

Dans l'autre partie de la tumeur, le tissu fibreux qui en forme le stroma présente la structure normale. Dans d'autres points, il devient amorphe et légèrement granuleux.

Les amas cellulaires que j'ai déjà signalés sont constitués par un épithélium pavimenteux ; sur un point de la préparation, au voisinage des portions de glande saine, on peut voir que cet épithélium provient des culs-de-sac glandulaires.

Dans ce point, on peut suivre tout le processus qui aboutit à la formation de ces amas cellulaires qui ont une forme et un aspect si différents de la glande. On voit d'abord les cellules remplir les culs-de-sac, en effacer la lumière centrale, puis le cul-de-sac se déforme, la membrane limitante disparaît, et ainsi se trouvent constitués ces amas cellulaires qui, par leur forme, diffèrent beaucoup du cul-de-sac qui en est l'origine.

OBSERVATIONS DE TUMEURS DE LA PAROTIDE QUI APRÈS UN TEMPS
PLUS OU MOINS LONG ONT PRÉSENTÉ UN DÉVELOPPEMENT RA-
PIDE.

Obs. I. — Tirée de la thèse de A. Bérard (Résumée).

Femme de 35 ans. Depuis 1809 à 1818, la tumeur arrive au volume d'une noix. Mais deux ans après, elle a acquis un volume
considérable ; elle descendait jusque sur la clavicule ; la tumeur
pesait 2 livres 3/4. L'opération est pratiquée au mois de février ; à
la fin de mai, la plaie est parfaitement cicatrisée.
Pas de récidive.

Obs. II. — Thèse de Bérard (Résumée).

Il s'agit d'un nègre âgé de 58 ans. La tumeur datait de douze ans ;
pendant les onze premières années, elle s'accroît graduellement.
Dans la dernière année, de vives douleurs se font sentir et la tumeur prend un accroissement rapide. Une fois enlevée, elle pesait
une livre 12 onces (poids anglais). Le sommet en était altéré, et un
des lobes contenait à sa base une matière purulente et fétide. Diagnostic squirrhe.
Opéré en septembre, le 6 octobre le malade est renvoyé guéri.
A la fin de l'observation, l'auteur dit : « Je n'ai plus qu'une chose
à ajouter, c'est qu'un an s'est écoulé depuis l'opération et que le
malade jouit depuis cette époque d'une santé non interrompue. Le
malade présente une légère contraction de la bouche du côté droit.

Obs. III. — Thèse de Bérard (Résumée).

Homme de 32 ans. La tumeur date de huit ans. Un charlatan
essaie de la détruire au moyen d'un caustique. Le mal reste quelque temps stationnaire, mais dans les trois dernières années, fait
des progrès considérables. Dans les derniers temps, douleurs assez
vives, élancements. Le malade demande l'opération. Engorgement
des ganglions sous-maxillaires.
Cette tumeur était lobulée. Guérison. Opération le 3 juillet 1835 ;
le 15 août la cicatrisation de la plaie était complète.
Récidive non mentionnée.

Obs. IV. — Thèse de Bérard (Résumée).

Diagnostic. — Tumeur de la parotide devenue cancéreuse. Début
il y a six ans. Cette tumeur, d'abord grosse comme une noisette,

reste stationnaire puis se développe rapidement dans les deux dernières années.

Examen anatomique. — Forme ovoïde, présente une partie dure de consistance cartilagineuse. A la coupe il s'écoule une matière si rupeuse, jaunâtre, infiltrée dans un tissu comparable à la partie centrale des disques intervertébraux. Guérison complète en vingt-six jours. Pas de récidive après quatre ans.

Obs. V. — Thèse de Bérard (Résumée).

Homme de 36 ans. Début douze ans avant l'opération par un petit lobule. La tumeur s'accroissait lentement. La tumeur est incisée par un chirurgien. Six mois après, elle s'accroît rapidement et acquiert un volume considérable. Poids, 2 livres, 15 pouces de circonférence.

Examen anatomique. — Cette tumeur se compose de parties ressemblant à la glande, et de portions décrites comme du tissu graisseux. Enfin une partie blanche, dure, ligamenteuse, ressemblant au squirrhe. Le nerf facial était compris dans la tumeur. Récidive?

Obs. VI. — Thèse de Bérard (Résumée).

Homme de 47 ans. Tumeur datant de huit ans, longtemps indolente et peu volumineuse. Puis elle devient le siége de douleurs lancinantes. Elle s'accroit rapidement et perd sa mobilité. Cette tumeur était ulcérée et semblait adhérer au masséter.

Examen anatomique. — « L'examen de la tumeur fit voir partout le tissu squirrheux, mélangé avec une petite partie de matière tuberculeuse. »

Mort trois semaines après l'opération. Il n'y avait pas eu signe de cachexie cancéreuse. Ganglions?

Obs. VII. — Obs. II du Mém. de M. Dolbeau. Examen anatomique par M. Robin (Résumé).

Homme de 42 ans. Depuis l'âge de 7 ans porte dans la région parotidienne une tumeur qui, il y a trois ans, avait le volume d'une noisette. Depuis cette époque, elle a fait des progrès rapides. Douleurs dans la dernière année. Volume au moment de l'opération : grosse noix.

Examen anatomique. — « La tumeur était constituée par un noyau central, cartilagineux, avec des prolongements périphériques. Le reste de la tumeur était formé par un tissu amorphe et légèrement

granuleux. A sa suface existe une portion de la glande parotide. »
Guérison, un an après ; pas de récidive.

Obs. VIII. — Mém. de M. Dolbeau (Résumé).

Femme de 42 ans. Porte depuis sept ans une grosseur dans la
région parotidienne. D'abord la tumeur augmente insensiblement.
Dans la dernière semaine, la tumeur grossit rapidement et des
élancements se sont montrés. Paralysie de la face à droite.

« La substance de la tumeur, examinée par M. Robin, ne renferme pas de cartilage, comme on aurait pu le penser par l'aspect
spécial de la tumeur. Elle renferme seulement beaucoup de tissus
fibreux et des culs-de-sac glandulaires modifiés, analogues aux éléments du tissu, décrits par M. Robin sous le nom de tissu hétéra-
dénique.

Obs. IX. — Tirée du mém. de Bauchet (Résumée).

Femme de 22 ans. Tumeur du volume d'une pomme ; date de
deux ans. Depuis six semaines, à la suite d'une couche, a augmenté de volume.

Obs. X. — Tirée du mém. de Bauchet (Résumée).

Femme de 28 ans. Tumeur qui date de huit ans. Depuis son
apparition (1848), jusqu'au 30 septembre 1854, cette tumeur a
grossi d'une manière insensible. Depuis la dernière couche de la
malade, elle a doublé de volume en deux ans. Pas de douleur, pas
de paralysie faciale. Aucun ganglion voisin n'est tuméfié. Guérison
rapide, cicatrisation complète.

Obs. XI. — Tirée de la thèse de Masse. Paris, 1868 (Résumé).

Homme de 60 ans. En 1854, la tumeur datait de six ans. Un médecin applique des caustiques. Des douleurs très-vives se manifestent.

En 1856, la tumeur remonte en arrière jusqu'à l'apophyse mastoïde, en avant jusqu'à la racine antérieure de l'apophyse zygomatique. Elle s'appuie sur le muscle masséter, avec l'aponévrose duquel elle a contracté des adhérences. Elle descend jusqu'à l'angle
de la mâchoire ; en arrière, elle est limitée par le sterno-mastoïdien. Opération. Paralysie faciale.

Examen microscopique. — « La tumeur était aréolaire, et plusieurs de ces aréoles étaient remplies d'un liquide brun. Entre les cloisons se trouvait un tissu fibro-cartilagineux en grande quantité. En un mot, ajoute l'auteur, cette tumeur était un enchondrome en voie de ramollissement.

Obs. XII. — (Thèse de Masse. Paris, 1868 (Résumée).

Femme de 55 ans. Tumeur qui date de vingt ans ; pendant dix-neuf ans accroissement progressif, et acquiert déjà un volume considérable. Mais c'est surtout dans la dernière année que le développement a été le plus marqué.

Pas d'ulcération à la peau. La tumeur est constituée : 1° Par une enveloppe fibreuse de la face externe de laquelle partent des prolongements qui en cloisonnent la masse ; 2° par une substance hyaline, transparente.

En certains points, cette substance est dure et résistante ; en bouillie, dans d'autres. Le microscope y reconnaît tous les caractères du tissu cartilagineux.

Obs. XIII. — Thèse de Branlat. Paris, 1874. — Résumé. — (Communication à la Société de chirurgie par M. Demarquay.)

Homme de 45 ans. Entre à l'hôpital en mars 1874. Depuis deux ans la tumeur a augmenté de volume ; elle est double de ce qu'elle était avant.

Examen de la tumeur. — Poids : 250 grammes. Certains points sont comme fluctuants. Le nerf facial est compris dans la tumeur. Sur une coupe médiane, on trouve un tissu grisâtre ; en général, çà et là quelques noyaux de cartilage plus ou moins grands ; en d'autres points, des cavités kystiques renferment un liquide gommeux.

Au microscope, la substance cartilagineuse présente des cellules ramifiées mises en évidence par la teinture d'iode, ainsi que de la matière glycogène.

La substance grise est formée de tissu conjonctif et de culs-de-sac glandulaires qui ont proliféré.

Fɪɢ. I. — Parois d'un kyste volumineux que présentait la tumeur qu
fait l'objet de l'observation I. (Grossissement, 20 diamètres).
A. Portion la plus interne de la paroi du kyste. — a. Franges
consituées par du tissu fibreux. — bb. Amas cellulaires.
— b'. Amas cellulaire plus pâle, qui présente un commencement de dégénérescence graisseuse de ses éléments.
B. Portion de la paroi qui supporte les franges. — b. Amas
cellulaires. — c. Tissu fibreux présentant à un plus fort
grossissement un grand nombre de noyaux.
Fɪɢ. II. — Portion cartilagineuse de la tumeur. Voir obs. I. (Grossis-
ment, 150 diamètres).
aaa. Amas cellulaires d'apparence épithéliale. — a'. Amas
dont les cellules sont en dégénérescence. — bbb. Masses
de substance colloïde. — c. Tissu fibro-cartilagineux. —
f. Tissu fibreux dans lequel les faisceaux sont peu distincts et qui contient quelques rares éléments cartilagineux.
Fɪɢ. III. — Portion molle de la tumeur. Obs. I. (Grossissement, 35 diamètres.
A. aa. Amas épithéliaux de formes diverses. — a'. Amas épithélial sous forme de tube terminé en massue.
b. Tissu interposé à ces amas et constitué par des éléments
fusiformes.
B. Eléments qui forment ces amas (500 diamètres). — a. Cellules qui forment comme un épithélium pavimenteux. —
a'a'. Cellules contenant deux noyaux.
Fɪɢ. IV. — Portion de la tumeur qui contient des petits kystes. (Grossissement, 20 diamètres).
A. kk. Kystes. — e. Leur revêtement épithélial. — c. Masse
colloïde contenue dans l'intérieur d'un kyste.
B. Revêtement épithélial de ces kystes (500 diamètres). —
a. Cellules vues de face. — a'. Cellules vues de profil.
Fɪɢ. V. — Portion demi-molle de la tumeur qui fait l'objet de l'obs. II.
(Grossissement, 80 diamètres).
aa. Amas cellulaires. — b. Point où les éléments du tissu
interstitiel deviennent fusiformes. — En m, ils deviennent étoilés myxome). — En c, ils prennent la forme
d'éléments cartilagineux.

Paris. A. Parent, imprimeur de la Faculté de Médecine, rue Mr-le-Prince, 31.

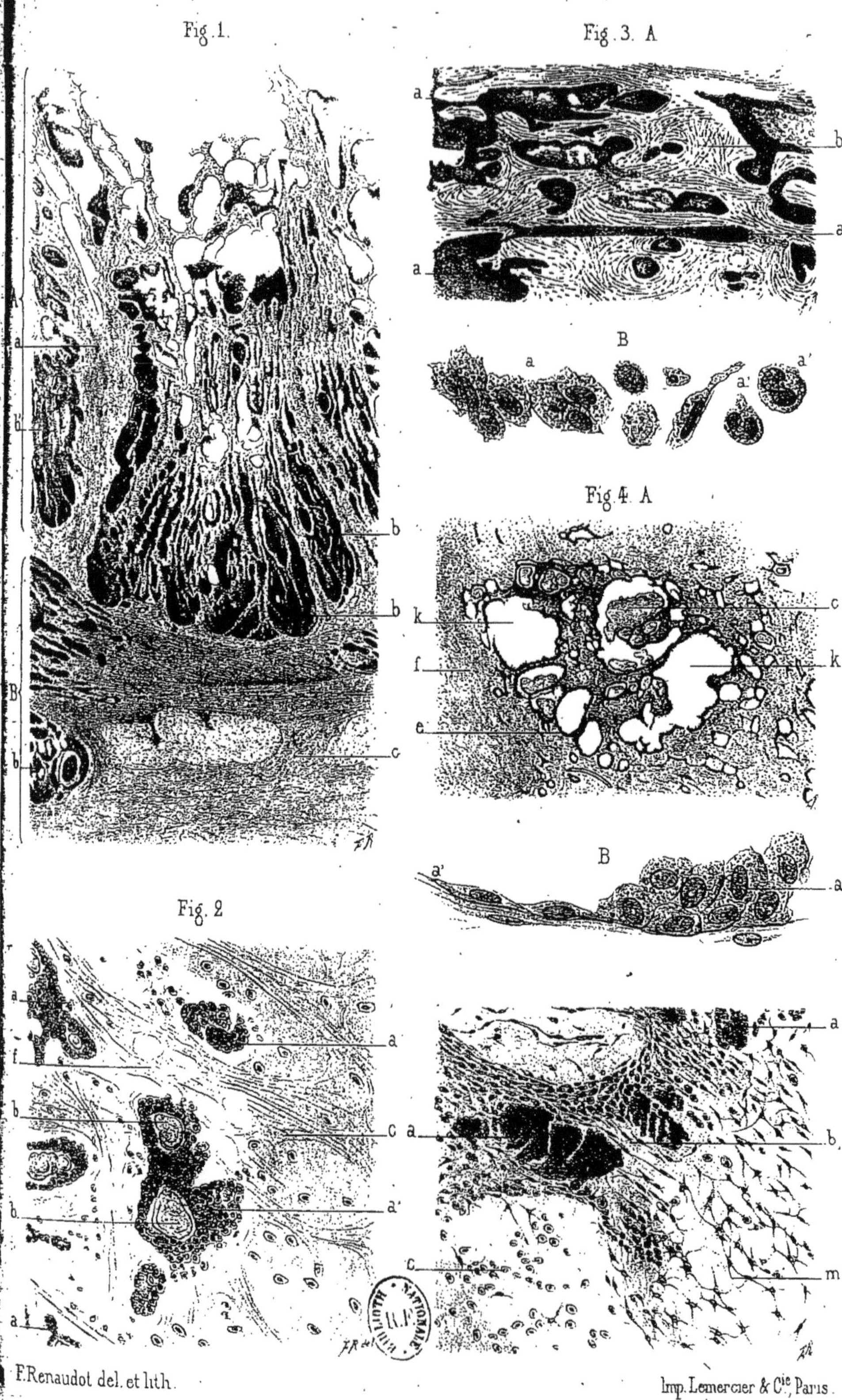

Fig. 1.
Fig. 3. A
a
b
a'
a
B
a
a'
a'
Fig. 4. A
c
k
f
k
e
B
a'
a
Fig. 2
a
f
b
b
a
a
c a
a'
a'
c
b
c
m
F. Renaudot del. et lith.
Imp. Lemercier & Cie, Paris.